Melanie Klein

Vorlesungen zur Behandlungstechnik

Das Anliegen der Buchreihe Bibliothek der Psychoanalyse besteht darin, ein Forum der Auseinandersetzung zu schaffen, das der Psychoanalyse als Grundlagenwissenschaft, als Human- und Kulturwissenschaft sowie als klinische Theorie und Praxis neue Impulse verleiht. Die verschiedenen Strömungen innerhalb der Psychoanalyse sollen zu Wort kommen, und der kritische Dialog mit den Nachbarwissenschaften soll intensiviert werden. Bislang haben sich folgende Themenschwerpunkte herauskristallisiert: Die Wiederentdeckung lange vergriffener Klassiker der Psychoanalyse – beispielsweise der Werke von Otto Fenichel, Karl Abraham, Siegfried Bernfeld, W.R.D. Fairbairn, Sándor Ferenczi und Otto Rank – soll die gemeinsamen Wurzeln der von Zersplitterung bedrohten psychoanalytischen Bewegung stärken. Einen weiteren Baustein psychoanalytischer Identität bildet die Beschäftigung mit dem Werk und der Person Sigmund Freuds und den Diskussionen und Konflikten in der Frühgeschichte der psychoanalytischen Bewegung.

Im Zuge ihrer Etablierung als medizinisch-psychologisches Heilverfahren hat die Psychoanalyse ihre geisteswissenschaftlichen, kulturanalytischen und politischen Bezüge vernachlässigt. Indem der Dialog mit den Nachbarwissenschaften wieder aufgenommen wird, soll das kultur- und gesellschaftskritische Erbe der Psychoanalyse wiederbelebt und weiterentwickelt werden.

Die Psychoanalyse steht in Konkurrenz zu benachbarten Psychotherapieverfahren und der biologisch-naturwissenschaftlichen Psychiatrie. Als das ambitionierteste unter den psychotherapeutischen Verfahren sollte sich die Psychoanalyse der Überprüfung ihrer Verfahrensweisen und ihrer Therapieerfolge durch die empirischen Wissenschaften stellen, aber auch eigene Kriterien und Verfahren zur Erfolgskontrolle entwickeln. In diesen Zusammenhang gehört auch die Wiederaufnahme der Diskussion über den besonderen wissenschaftstheoretischen Status der Psychoanalyse.

Hundert Jahre nach ihrer Schöpfung durch Sigmund Freud sieht sich die Psychoanalyse vor neue Herausforderungen gestellt, die sie nur bewältigen kann, wenn sie sich auf ihr kritisches Potenzial besinnt.

Bibliothek der Psychoanalyse

Herausgegeben von Hans-Jürgen Wirth

Melanie Klein

Vorlesungen zur Behandlungstechnik

Herausgegeben und kommentiert von John Steiner

Mit einem Vorwort von Michael Feldman

Aus dem Englischen von Antje Vaihinger

Psychosozial-Verlag

Titel der englischen Originalausgabe:
Lectures on Technique
First published 2017 by Routledge

Authorised translation from the English language edition
published by Routledge, a member of the Taylor & Francis Group

Mit freundlicher Unterstützung des Fördervereins
zur Verbreitung fremdsprachiger psychoanalytischer Literatur
www.fvpl.de

Bibliografische Information der Deutschen Nationalbibliothek
Die Deutsche Nationalbibliothek verzeichnet diese Publikation
in der Deutschen Nationalbibliografie; detaillierte bibliografische Daten
sind im Internet über http://dnb.d-nb.de abrufbar.

Deutsche Erstausgabe

E-Mail: info@psychosozial-verlag.de
www.psychosozial-verlag.de

Umschlagabbildung: Melanie Klein (1957), Foto: Hans A. Thorner
(commons.wikimedia.org, CC BY 4.0)
Umschlaggestaltung & Innenlayout nach Entwürfen von Hanspeter Ludwig, Wetzlar
Satz: metiTec-Software, me-ti GmbH, Berlin
www.me-ti.de
ISBN 978-3-8379-2886-0 (Print)
ISBN 978-3-8379-7646-5 (E-Book-PDF)

Für Elizabeth Spillius
(1924–2016)

Inhalt

Vorwort

Die Vorlesungen, die Melanie Klein 1936 gehalten hat, werden hier zum ersten Mal veröffentlicht. Sie bieten einen faszinierenden Einblick in Kleins Auffassung der psychoanalytischen Theorie und Technik und sind nicht nur historisch interessant, sondern auch für die Themen relevant, mit denen sich Psychoanalytiker heute in ihrer klinischen Praxis auseinandersetzen. In dieser lebendigen und höchst lesenswerten Darstellung geht Klein auf Probleme der Deutungstechnik ein, auf das »Hier und Jetzt« der Sitzung in Verbindung mit der Darstellung, die der Patient von seiner Geschichte gibt. Sie erörtert, welches Gewicht man auf unbewusste Phantasien legen sollte und wie der Analytiker die Gefühle und Gedanken versteht, die in ihm selbst geweckt und üblicherweise als Gegenübertragung bezeichnet werden: In welcher Beziehung stehen sie zu den Gedanken, die durch die Phantasien, Ängste und das Verhalten des Patienten im Analytiker ausgelöst werden?

Klein erarbeitet und erläutert auch einige wichtige theoretische Ideen, die, obwohl sie schon 1936 formuliert wurden, sehr modern klingen und eine neue und frische Qualität haben. An keiner anderen Stelle formuliert sie ihre Ideen so klar und explizit wie hier, und die Einbeziehung detaillierten klinischen Materials trägt zur Anschaulichkeit und Klarheit ihrer Sichtweisen bei.

Dies ist ein anregendes und informatives Buch, das den Leser nicht nur bereichert, sondern ihm auch Freude bereitet. Klein wirkt auf den Leser nicht nur verbindlich und freundlich, sondern auch ganz klar und kompromisslos, wenn es um ihr Engagement für die psychoanalytische Forschung geht.

Michael Feldman,
Vorsitzender des Melanie Klein Trust

Danksagung

Ich möchte dem Melanie Klein Trust sowohl für die Genehmigung danken, die Vorträge und Seminare zu veröffentlichen, als auch für die großzügige moralische und finanzielle Unterstützung des Projekts. Liz Allison und Jane Milton, die derzeitige Archivarin des Trusts, waren mir eine große Hilfe, wie auch meine Frau, Deborah Steiner, die große Teile des Materials gelesen und kommentiert hat. Sisifa Spillius hat geduldig die Transkripte der Seminare Kleins entziffert und korrigiert.

John Steiner

Einleitung, Überblick und Kommentar

John Steiner

Was kennzeichnet die kleinianische Technik? Von analytischen Kollegen und in der breiten Öffentlichkeit sowie von Patienten, denen die Unterschiede zwischen verschiedenen psychoanalytischen Schulrichtungen nicht klar sind, wird diese Frage regelmäßig gestellt. Der interessierte Leser kann zu Beschreibungen greifen, die Nachfolgerinnen Kleins wie beispielsweise Hanna Segal (1964, 1967) und Elizabeth Spillius (2004, 2007) verfasst haben, oder zu Schilderungen von außenstehenden und sympathisierenden Betrachtern wie Roy Schafer (1994, 1997), aber bis jetzt war noch nirgends nachzulesen, was Klein selbst über ihre Technik bei erwachsenen Patienten zu sagen hatte.

Klein beschrieb ihre Technik der Kinderanalyse (Klein, 1932, 1955a), doch vor den jetzt vorliegenden und hier zum ersten Mal vollständig veröffentlichten Vorlesungen gab es keine systematische Darstellung ihrer Behandlungstechnik bei Erwachsenen. Im Archiv finden sich Hinweise, dass sie die Absicht hatte, ein Buch über Fragen der Behandlungstechnik zu schreiben. Wahrscheinlich war sie dabei, Ideen und klinisches Material zu sammeln, kam aber nicht mehr dazu, dieses Vorhaben zu verwirklichen (Spillius, 2007, S. 67). Die jetzt veröffentlichten Vorlesungen hielt Klein zum ersten Mal 1936 vor Kandidaten der British Psychoanalytical Society, sie sind zweifellos von historischem Interesse und ein Beleg für die Art und Weise, wie sie damals arbeitete. Darüber hinaus wirken sie aber erstaunlich modern, und die meisten ihrer Aussagen sind auch für den heutigen Leser relevant, was sie noch wertvoller macht. Einige von Kleins Ideen zur Wichtigkeit der Analyse der Übertragung sind für die heutige analytische Behandlungstechnik von zentraler Bedeutung, während andere, zum Beispiel solche zur Gegenübertragung oder zu Verknüpfungen mit der Vergangenheit, weiterhin kontrovers diskutiert werden.

Ebenfalls zum ersten Mal werden in dem vorliegenden Band die edierten Transkripte einiger Seminare veröffentlicht, die Klein 1958, zwei Jahre vor ihrem Tod, mit jungen Mitgliedern der British Psychoanalytical Society veranstaltet hat. Sie stehen in einem gewissen Kontrast zu den Vorlesungen und zeigen uns, wie weit sich ihre Sichtweise und ihr technischer Ansatz in der Zwischenzeit verändert hatten. Sie vermitteln darüber hinaus einen interessanten Einblick in die Themen, mit denen sich die Seminarteilnehmer zur damaligen Zeit beschäftigten, insbesondere, mit welchem Nachdruck sie von Klein erwarteten, ihre Auffassung der Gegenübertragung zu erklären.

Um dem Leser eine Orientierung zu den Vorlesungen und Seminaren zu bieten, wird in diesem Kapitel zunächst die Geschichte ihrer Entdeckung im Melanie-Klein-Archiv dargestellt. Daran schließen sich ein Überblick und eine kritische Einschätzung an, womit ich hoffentlich deutlich machen kann, welche Faszination und Spannung diese bemerkenswerten Vorlesungen auslösen können.

Als Klein diese Vorlesungen 1936 hielt, hatte sie als Pionierin der Kinderanalyse bereits großes Ansehen erworben, arbeitete aber auch sehr viel mit Erwachsenen. Nachdem sie zunächst Freuds Methode in der Arbeit mit Erwachsenen für die Arbeit mit Kindern übernommen hatte, ging sie jetzt dazu über, ihre Technik mit Kindern auf die Arbeit mit Erwachsenen zu übertragen. Weil ihre Ideen so eng mit ihrer frühen Behandlungstechnik bei Kindern verknüpft sind, werde ich zunächst kurz die Entwicklung ihrer Spieltechnik darstellen und dann die Vorlesungen diskutieren. Abschließend werde ich, ausgehend von Kleins technischem Vorgehen, auf zwei in der heutigen Zeit geführte Kontroversen eingehen: erstens auf die Frage, in welcher Weise die Gegenübertragung des Analytikers genutzt werden kann, und zweitens auf das Thema, wie stark wir uns auf das Hier und Jetzt der Sitzung konzentrieren und Verknüpfungen mit der frühen Geschichte des Patienten und seinen unbewussten Phantasien herstellen sollten.

Die Entdeckung der Vorlesungen: Elizabeth Spillius im Archiv

Dass es in der Wellcome Library ein Melanie-Klein-Archiv gab, war schon seit Jahren bekannt. Aber erst nachdem Professor Heinz Weiß, der damals an der Julius-Maximilian-Universität in Würzburg tätig war, die Manuskripte entdeckte, als er 1992 an der Tavistock Clinic arbeitete, begannen die Nachforschungen. Klein hatte bei der »Ersten deutschen Zusammenkunft für Psychoanalyse« in Würzburg 1924 eine Arbeit über »Erna« vorgetragen, deren Originalmanuskript Weiß im Archiv fand. Zusammen mit anderem Material und Teilen ihrer Autobiographie stellte er dieses Manuskript bei einer Tagung in Würzburg 1994 anlässlich des 70. Jahrestags dieser Zusammenkunft vor. Weiß gewann Claudia Frank dazu, mit ihm zusammen das Archiv zu erkunden, sie übernahm einen Großteil der weiteren Erforschung und verfasste zwei wichtige Abhandlungen über Kleins Arbeit in Berlin (Frank & Weiß, 1996; Frank, 2009). Bei ihren Nachforschungen stieß Frank auf die Vorlesungen zur Behandlungstechnik. Sie übersetzte Teile der Vorlesungen und veröffentlichte auf Deutsch eine Arbeit, in der sie vor allem auf Kleins Überlegungen zur psychoanalytischen Haltung einging (Frank, 2004). Voller Begeisterung zeigte sie die Vorlesungen Elizabeth Spillius und weckte deren Interesse am Archiv. Sie ist es auch, der wir die weitere Arbeit vor allen Dingen verdanken. Spillius wurde ehrenamtliche Archivarin des Trust und trug besonders viel dazu bei, dass die Inhalte des Archivs dem englischen Leser zugänglich gemacht wurden. Den Anfang bildete eine Arbeit, die sie 2004 in der British Psychoanalytical Society vorstellte (Spillius, 2004).[1]

Das Melanie-Klein-Archiv besteht aus Notizen und Artikeln, die Klein 1960 in ihrem Testament dem Melanie Klein Trust vermacht hatte. Sie wurden 1984 der Wellcome Library zur Aufbewahrung übergeben. Das Archiv umfasst 29 Kartons, die jeweils 800 bis 1000 Seiten Papier enthalten, einige auf Deutsch, einige auf Englisch, manche handschriftlich, manche maschinengeschrieben. Die Papiere waren bereits 1961 vom Trust katalogisiert worden. Diesen Katalog nutzte Dr. Lesley Hall, Leitende Archivarin an der Wellcome Library, als Leitfaden. Als der Katalog übergeben wurde, hatte Hall einige Ungenauigkeiten korrigiert und weiteres Material hinzugefügt. Insgesamt gibt es zwölf Kartons mit klinischen Aufzeichnungen und neun Kartons mit Vorträgen und Notizen über die psychoanalytische Behandlungstechnik und Theorie. Es ist also anzunehmen, dass Klein, im Unterschied zu Freud, der Meinung war, ihre Aufzeichnungen sollten aufbewahrt werden. Die meisten klinischen Notizen enden etwa 1950. Ihre Notizen zur Theorie und Technik scheinen bis in die späten 1950er Jahre zu reichen. Da die meisten undatiert sind, lässt sich das allerdings nicht sicher feststellen. Aber es gibt eine Reihe von Notizen über projektive Identifizierung, die – ungewöhnlich für Klein – mit dem

1 Im Archiv gibt es zwei vollständige und sehr ähnliche Fassungen der Vorlesungen Kleins zur Behandlungstechnik mit Erwachsenen, die als C52 und C53 gekennzeichnet sind. C52 ist ordentlicher und weist auch weniger Korrekturen auf. Die hier vorgestellte Version der Vorträge basiert auf C52 – bis auf den Abschnitt am Ende der 1. Vorlesung mit dem Titel »Spätere Ergänzungen zur 1. Vorlesung« –, die in C53 enthalten sind und sich mit der Bedeutung befassen, die Freuds Entdeckung der unbewussten Schuldgefühle hat.

Datum 1958 gekennzeichnet sind. Das Material ist nach sechs Kategorien unterteilt: A. Persönlich und biographisch; B. Fallmaterial, Kinder und Erwachsene; C. Manuskripte; D. Notizen; E. Die kontroversen Diskussionen in der British Psychoanalytical Society; und F. Familienpapiere (Spillius, 2007, S. 65f.).

Nach ihrem Vortrag vor der British Psychoanalytical Society 2004 überließ Elizabeth Spillius mir Fotokopien der Vorlesungen zum Lesen. Eine gründliche Durchsicht bestätigte, dass es sich um sehr bedeutsames Material handelte, das in Gänze publiziert werden sollte. Als sie mir später von den Seminaren erzählte und mir ein Transkript gab, war mir klar, dass auch diese hochinteressant waren und das Material der Vorlesungen ergänzten. Spillius widmete viele Jahre ihres Lebens der genauen Untersuchung des Melanie-Klein-Archivs. Außer den Vorlesungen und Seminaren entdeckte sie noch zahlreiches weiteres Originalmaterial, das auch eine Fülle an klinischen und technischen Notizen enthält. In ihrem Buch *Encounters with Klein* (2007) wird in dem Abschnitt mit der Überschrift »In Klein's Archive« diese Arbeit dargestellt. Ihr ursprünglicher Vortrag vor der British Psychoanalytical Society ist das dritte Kapitel ihres Buchs *Melanie Klein Revisited: Her Unpublished Thoughts on Technique*, zwei weitere Kapitel, »Melanie Klein on the Past« (4. Kapitel) und »Projective Identification: Back to the Future« (5. Kapitel), vervollständigen ihre Darstellung. Diese Kapitel sind eine wichtige Quelle für Material aus dem Archiv und zeigen, dass hier noch reichhaltige Entdeckungen zu machen sind. Besonders aufschlussreich sind die Kommentare und Auszüge aus dem Material, das Elizabeth Spillius in Kleins *Notes on Technique* gefunden hat. Es gibt 1500 Seiten an Notizen speziell zu Problemen der Behandlungstechnik. Spillius konnte auf diese Notizen nur kurz eingehen, auch in das vorliegende Buch konnten sie nicht aufgenommen werden. Ich werde allerdings an einer späteren Stelle in meinem Kommentar im Zusammenhang mit ein oder zwei Auszügen aus Spillius' Zusammenfassungen einen Teil des Materials aus diesen Notizen aufgreifen.

Die Anfänge in der Spieltechnik mit Kindern

Erfreulicherweise liegen einige ausgezeichnete Darstellungen der Spieltechnik Kleins mit Kindern vor (Klein, 1932, 1955; Frank, 1999). Zunächst hoffte Klein, die von Freud entwickelten Grundzüge der Technik bei Erwachsenen ebenfalls anwenden zu können: Sie bot ihren kindlichen Patienten eine Couch an und fragte nach Assoziationen (Frank, 2009). Recht schnell stellte sie aber fest, dass es viel natürlicher und effektiver war, mit den Kindern zu spielen und dabei ziemlich einfaches Spielzeug zu verwenden. Klein deutete die Ängste und unbewussten

Phantasien, die diesen Spielen zugrunde lagen, so wie Freud die Träume und Assoziationen seiner Patienten gedeutet hatte. Zunächst konzentrierte sie sich auf ödipale Phantasien und vermied, ähnlich wie ihre Zeitgenossen, die negative Übertragung. Aber nach und nach fand sie heraus, dass entgegen ihrer Erwartung Situationen, die das Kind ängstigten, nicht übergangen werden mussten. Vielmehr stellte sie fest, dass die Ängste ihrer Patienten nachließen, wenn sie ihre Befürchtungen deutete und den Zusammenhang mit ihren aggressiven Regungen herstellte. Darüber hinaus wuchs das Vertrauen der Patienten in Kleins Arbeit, wenn die negativen Gefühle durchgearbeitet wurden. Mit dem Nachlassen der Angst ließen auch die Hemmungen nach, das Spiel und die Assoziationen wurden freier, sodass die Kinder jetzt neue Bereiche ihrer unbewussten Phantasien erkunden konnten, die zuvor durch Ängste und Misstrauen blockiert waren.

Ein wichtiges Thema war für Klein bei dieser frühen Arbeit die Frage, auf welche Weise die aggressiven Attacken auf die Analytikerin bei ihren kindlichen Patienten regelmäßig die Angst vor Vergeltung und Verfolgung auslösten. Diese Beobachtungen bestärkten sie in ihrem Interesse an einem frühen Überich, das, wie sie feststellte, oft streng und ängstigend war und das sie auf in der Phantasie verübte Angriffe auf den Körper der Mutter zurückführen konnte. Nach ihrer Erfahrung ließen diese Ängste letztlich erst dann nach, wenn die Angriffe erkannt wurden und ihre kleinen Patienten sich den damit einhergehenden Schuldgefühlen stellen und sie durcharbeiten konnten. Darüber hinaus stellte sie fest, dass ihre Patienten ihre Schuldgefühle durcharbeiten und den Wunsch zur Wiedergutmachung entwickeln konnten, wenn sie sich ihrer Aggression bewusst wurden. Das wiederum milderte die Strenge des Überichs.

Diese Modifizierung des Überichs blieb für Klein auch bei ihrer Arbeit mit Erwachsenen wichtig, ähnlich wie auch andere Themen, die sich bei ihrer Arbeit mit Kindern bereits angedeutet hatten. Zu diesen Themen gehörten die zentrale Stellung der Übertragung und die Idee, dass sich Angst verringern lässt, wenn sie im Moment höchster Dringlichkeit gedeutet wird.

Überblick und Diskussion der Vorlesungen Melanie Kleins zur Behandlungstechnik

Die psychoanalytische Haltung

Klein beginnt ihre Vorlesungen mit einer Diskussion der für ihr klinisches Vorgehen wesentlichen psychoanalytischen Haltung, die auf mich wie ein Manifest dessen wirkt, was für sie von grundsätzlicher Bedeutung war. Es ist eine kühne Erklärung nicht nur der Haltung, sondern auch der Eigenschaften, über die ein Analytiker nach ihrer Meinung bei seiner Arbeit verfügen sollte. Das analytische Setting bietet uns eine einzigartige Gelegenheit, um einen anderen Menschen zu untersuchen und zu verstehen, und Klein verliert nie aus dem Blick, dass darin unsere Hauptaufgabe besteht.

> »Ein zentraler Punkt dabei ist, dass unser ganzes Interesse dem einen Ziel dient, das Seelenleben dieses einen Menschen zu erforschen, dem in diesem Moment unsere ganze Aufmerksamkeit gilt. Dementsprechend wird alles andere, selbst unsere eigenen Gefühle, vorübergehend unwichtig« (S. 49 in diesem Band).

Sie schlägt sogar vor:

> »Wenn dieser Forscherdrang mit dem unermüdlichen Wunsch einhergeht, die Wahrheit herauszufinden, wie immer sie beschaffen sein mag, und wenn er nicht zu sehr durch Angst beeinträchtigt wird, sollten wir unvoreingenommen wahrnehmen können, was uns der Patient von seinem Seelenleben zeigt, unabhängig sogar davon, welche Absicht wir letztlich mit unserer Arbeit verfolgen, nämlich die Heilung des Patienten.
>
> Wenn wir nicht darauf aus sind, unseren Patienten ein Etikett zu verpassen und sie einem bestimmten Typus zuzuordnen, oder uns vorschnell Gedanken über die Struktur dieses Falles machen, wenn wir uns also bei dieser Begegnung nicht von einem vorgefassten Plan leiten lassen oder eine bestimmte Reaktion bei dem Patienten auslösen wollen, dann und nur dann sind wir bereit, Schritt für Schritt alles über ihn von ihm selbst zu erfahren. Aber dann sind wir auch am ehesten in der Lage, nichts für selbstverständlich zu halten und alles, was uns die Psychoanalyse bis dahin gelehrt hat, von neuem zu entdecken oder zu revidieren.
>
> Diese ziemlich merkwürdige seelische Verfassung – begierig und zugleich geduldig, losgelöst vom Thema und zugleich völlig absorbiert zu sein – ist natürlich das Ergebnis einer Balance zwischen verschiedenen, zum Teil widersprüchlichen Neigungen und psychischen Regungen einerseits und andererseits einem guten Zusammenwirken verschiedener seelischer Anteile in uns selbst. Denn während wir bereit sind, alles, was der Patient uns von sich vermittelt, als etwas für uns Neues aufzunehmen und unvoreingenommen darauf zu reagieren, setzen wir unser Wissen und unsere Erfahrung keineswegs außer Kraft. Unsere kritischen Fähigkeiten bleiben zweifellos weiterhin wirksam, sind aber in den Hintergrund getreten und haben den Weg für unser Unbewusstes frei gemacht, um es mit dem Unbewussten des Patienten in Kontakt kommen zu lassen« (S. 49f. in diesem Band).

Vielleicht erkennt Klein, dass diese Suche nach der Wahrheit kalt und wissenschaftlich klingen könnte, und korrigiert diese Sicht deshalb umgehend.

> »Sollte ich Ihnen bis jetzt den Eindruck vermittelt haben, die analytische Haltung sei frei von Gefühlen und irgendwie mechanisch geartet, dann sollte ich mich jetzt beeilen, diesen Eindruck zu korrigieren. Der Analytiker ist nur dann imstande, sich seinem Patienten als einem menschlichen Wesen zu nähern und ihn zu verstehen, wenn seine eigenen Emotionen und menschlichen Gefühle in vollem Umfang, wenn auch gut kontrolliert, beteiligt sind. Wenn der Analytiker vorhat, das Seelenleben seines Patienten zu erkunden, als habe er ein interessantes und kompliziertes mechanisches Teil vor sich, wird er, auch wenn er noch so ernsthaft und aufrichtig den Wunsch hat, die Wahrheit herauszufinden, nie fruchtbar analytisch arbeiten können. Dieser fundamentale Wunsch wird nur dann effektiv sein, wenn er mit einer wirklich guten Einstellung gegenüber dem Patienten als einer Person gepaart ist. Damit meine ich nicht einfach freundliche Gefühle und eine wohlwollende Haltung anderen gegenüber, sondern darüber hinaus etwas von einem tiefen und wahrhaftigen Respekt für die Funktionsweise der Seele und der menschlichen Persönlichkeit überhaupt« (S. 50 in diesem Band).

Natürlich ist ihr klar, dass wir persönliche Gefühle gar nicht vermeiden können. In den Seminaren aus dem Jahr 1958 diskutiert sie, wie verstörend die Projektionen eines Patienten sein können, vertritt aber die Auffassung, dass es unsere Arbeit beeinträchtigen würde, wenn wir ihnen zu viel Gewicht beimäßen. Im Unterschied zu Bions Bemerkungen über »Memory and Desire« (1970) findet Klein es wichtig, die Gegenübertragung unter Kontrolle zu haben und sich zum Beispiel nicht zu sehr um das Wohlergehen der Patienten zu kümmern, obwohl wir natürlich unseren Patienten helfen und sie verstehen wollen. Intellektuelle Interessen und emotionale Bedürfnisse müssten ausbalanciert werden, und wir sollten uns daran erinnern, dass sowohl wir wie auch der Patient in einer Situation sind, in der wir gar nicht anders können als uns wie menschliche Wesen zu verhalten.

Der Abschnitt über die Haltung schließt mit einer Betrachtung eines in Kleins Augen besonders schwerwiegenden Hindernisses für die analytische Haltung, wenn es nämlich zu »Macht- und Überlegenheitsgefühlen« kommt. Ich finde es an dieser Stelle interessant, dass sie nicht auf die unbewussten Konflikte des Analytikers eingeht, die er zum Beispiel aufgrund eigener sadistischer Regungen oder einem Streben nach Dominanz haben kann. Vielmehr spricht sie darüber, wie wichtig eine realistische Einschätzung sei, die uns helfen könnte, bescheidenere Ziele zu erreichen, wenn wir uns nämlich klar machen, wie schwierig es ist, analytisch gut zu arbeiten, und erst recht schwierig, einen anderen Menschen zu verstehen.

> »Diese bescheidene und gleichzeitig vertrauensvolle innere Einstellung ist der beste Schutz vor Macht- und Überlegenheitsgefühlen und vor jeglicher Tendenz, rasche oder magische Ergebnisse erzielen zu wollen, wenn wir zum Beispiel versuchen sollten, unseren Patienten zu einem Menschen zu machen, wie wir ihn gerne hätten, oder Befriedigung daraus zu ziehen, ihn zu beeindrucken oder sich ihm überlegen zu fühlen, oder ihn zu beruhigen oder sogar ihm nachzugeben usw. All diese Tendenzen führen die Arbeit zwangsläufig in die Irre« (S. 51 in diesem Band).

Klein ist klar, wie schwer eine psychoanalytische Haltung aufrechtzuerhalten ist, und sie weiß, dass der Analytiker immer unter dem Druck steht, von dieser Haltung abzuweichen, um zum Beispiel den Patienten oder sich selbst auf die eine oder andere Weise zu beruhigen. Aber sie ist überzeugt, dass selbst Patienten, die sich sehr verfolgt fühlen und den Analytiker anfangs von seiner analytischen Haltung abzubringen versuchen, in der Lage sind, die Fähigkeit des Analytikers anzuerkennen und zu schätzen, wenn er diesem Druck standhalten kann.

Zu erkennen, was als angemessene analytische Haltung empfunden wird, bedeutet, Einflüssen zu widerstehen, die uns in Enactments hineinziehen, wie wir heute sagen würden. Natürlich wird uns immer nur allmählich und unvollständig bewusst, welche unbewussten Kräfte in uns selbst wirksam sind, aber wenn uns unsere Ziele klar sind, erkennen wir leichter, wann wir von ihnen abweichen. Meines Erachtens legt Kleins Vorgehen nahe, dass wir auch dem Druck widerstehen können, der aus den Projektionen des Patienten erwächst, also sowohl kollusives Ausweichen als auch übertriebene Reaktionen vermeiden können. Damit spricht sie sich, wie ich meine, gegen eine neuerdings häufiger zu beobachtende Tendenz aus, nämlich die Tendenz zuzulassen, dass Projektionen Gefühle auslösen und sich dann von der durch diese Gefühle ausgelösten Gegenübertragung beherrschen zu lassen. Vielmehr scheint Klein zu vertreten, der Analytiker könne auch »Nein« sagen und sich der in ihm hervorgerufenen Gefühle bewusst sein, ohne sich von ihnen beherrschen zu lassen. Ich werde darauf noch zurückkommen. Vielmehr könne er versuchen, sich auf seine Hauptaufgabe zu konzentrieren, nämlich den Patienten zu verstehen. All das ist Teil der analytischen Haltung.

Die Freisetzung der Liebe durch die Deutung des Hasses

Klein diskutiert am Ende ihrer ersten Vorlesung die Beziehung zwischen der positiven und der negativen Übertragung und beschreibt im Anschluss daran die komplexen Interaktionen zwischen Liebe und Hass, die uns mit einigen unserer tiefsten und schmerzlichsten Gefühle in Kontakt bringen können. Nach Kleins Auffassung wurde anfangs die positive Übertragung übermäßig betont, bis – zum Teil als Ergebnis ihrer eigenen Arbeit – eine gegenläufige Reaktion einsetzte und die Beschäftigung mit den negativen Gefühlen überwog.

> »Tatsächlich war eine derartige Tendenz in den letzten Jahren bei einigen Analytikern deutlich zu beobachten. Manchmal wirkte es, als gäbe es außer Hass und Aggression nicht viel anderes zu analysieren« (S. 58 in diesem Band).

Sie fand diese modischen Trends ärgerlich, weil sie zu der irreführenden Debatte führten, ob Analytiker sich zu sehr auf destruktive Gefühle konzentrierten und die positive Übertragung ignorierten oder ob es umgekehrt war. In dieser Vorlesung argumentiert sie, dass es zwar wichtig sei, die richtige Balance zwischen positiven und negativen Gefühlen zu finden, es aber fast noch wichtiger sei, die tiefere Verbindung zwischen beiden zu verstehen.

Nachdem Klein sich der äußerst komplexen Situation bewusst geworden war, zu der es kommt, wenn aggressive Regungen zu Schuldgefühlen führen, war sie nicht länger der Auffassung, dass die positive Übertragung ausschließlich libidinös sei. Die Bereitschaft, aus Schuldgefühlen heraus Wiedergutmachung zu leisten, ermöglicht dann in Verbindung mit den libidinösen Regungen, tiefere Liebesgefühle überzeugender zum Ausdruck zu bringen. Wenn der Säugling sich auf seine Mutter als ein ganzes Objekt bezieht, erwachsen aus der früheren libidinösen Bindung Liebesgefühle, die der Mutter als Person gelten, was ihn zum Opfer sehr konfliktträchtiger Gefühle werden lässt.

> »Nach meiner Auffassung erlebt der Säugling Trauer-, Schuld- und Angstgefühle, wenn ihm bis zu einem gewissen Grad klar wird, dass das von ihm geliebte Objekt dasselbe ist wie das Objekt, das er hasst und angegriffen hat und auch weiter in seinem unkontrollierbaren Sadismus und seiner Gier angreifen wird und dass Trauer, Schuldgefühle und Angst ein ganz wesentlicher Teil der komplexen Objektbeziehung sind, die wir Liebe nennen. Diese Konflikte sind es, aus denen der Wunsch nach Wiedergutmachung erwächst, der nicht nur ein starkes Motiv für Sublimie-

> rungen ist, sondern auch ein Teil der Liebesgefühle, die er sowohl qualitativ wie quantitativ beeinflusst« (S. 59 in diesem Band).

Der erste Teil dieses Abschnitts ist uns aus Kleins späterer Arbeit über die depressive Position vertraut, aber ich fand die Idee, »dass Trauer, Schuldgefühle und Angst ein ganz wesentlicher Teil der komplexen Objektbeziehung sind, die wir Liebe nennen« neu und erfrischend. Daraus ergibt sich, dass libidinöse Gefühle wichtig, aber oberflächlich sind und erst dann tiefer reichen, wenn uns auch die traurigen Gefühle bewusst werden, weil wir unsere guten Objekte verletzt haben. Mit anderen Worten, wenn negative Gefühle nicht auftauchen, können auch tiefere Liebesgefühle nicht auftauchen.

Wenn wir erst einmal erkannt haben, dass Liebe nicht einfach romantisch und libidinös ist, sondern eine große Bürde an Trauer, Schuldgefühlen und Angst um die geliebten und gefährdeten Objekte mit sich bringt, verstehen wir besser, warum für manche Patienten Liebe zu schmerzhaft sein kann, sodass sie Liebesgefühle zu vermeiden versuchen und abweisen, manchmal durch gesteigerten Hass und Groll. Das bedeutet, dass die Liebe manchmal unter Hass begraben ist und erst freigesetzt wird, wenn der Hass analysiert wurde. Dass Hass unter Liebe verborgen sein kann, ist uns schon lange klar, aber die Entdeckung versteckter liebevoller Gefühle ist wichtig und erweitert, so meine ich, unsere Möglichkeiten des Verstehens, wenn wir nicht davor zurückschrecken, auch die zutiefst schmerzhaften Konsequenzen unseres Hasses zu erkunden.

Die beiden Grundlagen: Die Übertragung und das Verstehen des Unbewussten

Nicht nur in ihrer Beschreibung der Übertragung in der ersten Vorlesung, sondern durchgängig in allen Vorlesungen vertritt Klein die Auffassung, dass Übertragung ubiquitär ist und dass es die Übertragung ist, die uns den Zugang zu den unbewussten Phantasien ermöglicht, die das Seelenleben verstehbar machen können. Für sie war die Übertragung die zentrale Säule ihres technischen Vorgehens und das zentrale Thema dieser Vorlesungen.

> »Eines der Hauptanliegen dieser Vorlesungsreihe wird sein, Ihnen zu zeigen, dass die Übertragungssituation und die Erkundung des Unbewussten die beiden Grundlagen sind, an denen sich unsere Behandlungstechnik kontinuierlich orientiert und dass es zwischen beiden sogar eine ständige Wechselwirkung gibt. Nicht nur ge-

> langen wir zum Unbewussten, indem wir die Übertragungssituation analysieren, sondern darüber hinaus bringt ein wirkliches Verstehen der Übertragungssituation und deren richtige Handhabung das wahre Wissen um das Unbewusste mit sich und basiert darauf« (S. 55 in diesem Band).

Klein erkannte die wichtigen Veränderungen in der Technik, die sich aus Freuds Entdeckung der Übertragung entwickelt und ihn veranlasst hatten, die Hypnose aufzugeben und auf die freien Assoziationen der Patienten zu achten. Aber es ist ihr gleichermaßen wichtig, dass Freud die Verführungstheorie aufgegeben hatte, was zur Folge hatte, dass er sich auf die unbewussten Mechanismen konzentrierte und die innere Phantasiewelt und die psychische Realität entdeckte. Zusammengenommen ermöglichten es diese Entdeckungen Freud, mithilfe der Träume und Assoziationen diese innere Welt zu erkunden und die kindliche Sexualität, die Verdrängung und den Widerstand zu entdecken. Die Verführungstheorie aufzugeben führte auch zu der Erkenntnis, dass Phantasien und Triebregungen nicht einfach reflexhafte Reaktionen auf äußere Ereignisse sind, sondern aus einer besonderen inneren Verfassung heraus entstehen, die sich in den schon vor dem Trauma existierenden sowie in später auftretenden unbewussten Phantasien widerspiegelt.

Nach Auffassung Kleins stärkte das Aufgeben der Verführungstheorie das Zutrauen in die analytische Arbeit, denn solange der Analytiker die Darstellung der Patienten über ihre Verführung für zutreffend hielt, wurden die Zweifel der Patienten ignoriert, die sie selbst an den von ihnen erhobenen Vorwürfen hatten. Selbstverständlich verneinten weder Freud noch Klein die Bedeutung äußerer Traumatisierungen, aber nachdem Freud die Phantasien seiner Patientinnen erst einmal ernst genommen hatte, waren sie für sich genommen wertvoll für die analytische Arbeit und ermöglichten es, die komplexen Wechselwirkungen zwischen Trauma und Phantasie zu untersuchen.

Verknüpfungen zwischen basalen unbewussten Phantasien und Mechanismen

Ein wichtiges Thema für Klein, auf das sie immer wieder zurückkommt, ist die Notwendigkeit, Verknüpfungen zu unbewussten Phantasien aus der Vergangenheit herzustellen, da sie in der Übertragung wiederbelebt werden. Kleins Ausgangspunkt ist immer die momentane Hier-und-Jetzt-Situation und die spezifischen damit einhergehenden Phantasien, aber für sie sind auch die Verknüpfungen mit allgemeineren und universellen Phantasien wichtig, in denen sich die frühen Objektbeziehungen des Patienten widerspiegeln. Für Klein gingen in die spezifischen Phantasien die persönliche Erfahrung des Patienten, seine individuellen Wahrnehmungen und sein Phantasieleben ein, wofür sie in ihrem klinischen Material Beispiele eines Patienten anführt, den ich Herrn B. nenne. Unbewusste Mechanismen und Phantasien werden durch die Analyse der Übertragung aufgedeckt. Um aber eine überzeugende Deutung geben zu können, muss verstanden werden, wodurch genau diese Phantasien geweckt und in der jeweiligen Situation ausgelebt werden. Klein unterstreicht an dieser Stelle, wie wichtig es ist, spezifische statt allgemeine Deutungen zu geben. Die in der Übertragung wiederbelebte Situation ist immer eine spezifische Situation, und obwohl das Spezifische immer ein Beispiel für das Allgemeine ist, ist erst das Verstehen des Spezifischen für den Patienten von Bedeutung. Nach Kleins Ansicht tragen allgemein gehaltene Betrachtungen für sich genommen wenig zur Erklärung einer Situation bei.

Gleichzeitig verstehen wir das Spezifische einer Situation besser, wenn wir darin die Variante einer basalen universellen Phantasie erkennen. Klein vertritt die Auffassung, dass die spezifischen Phantasien eines Patienten auf einer anderen Ebene mit universellen Mustern verknüpft werden könnten, die in der einen oder anderen Form bei all unseren Patienten vorkommen und oft ihre tiefsten und besonders basalen Sorgen färben. Nach Spillius (2007, S. 76) leiten sich die allgemeinen universellen Phantasien aus einem »idealtypischen« Modell der Kindheit ab, wie sie es nannte. Der Ödipuskomplex ist ein derartiges Modell, aber es gibt noch viele weitere, die im Lauf der Jahre erkundet wurden und weiterhin entdeckt und revidiert werden. Um dieses Thema zu veranschaulichen, stellt Spillius eine Liste allgemeiner Phantasieformen auf, die Klein ihrer Ansicht nach im Sinn gehabt haben könnte:

> »Die kurze primäre Beziehung ›à deux‹, wie Klein sie nennt, zwischen Mutter und Baby und all die damit verbundenen Liebes- und Hassgefühle, die kontinuierlich durch Projektion und Introjektion entwickelt werden; die Liebe zum primären Objekt, der Brust, und der Hass auf sie; die intensive Neugier auf den Körper der Mutter und die Überzeugung, dass er die Penisse des Vaters und die Babys enthält; der Angriff auf den Körper der Mutter; die paranoid-schizoide Position mit ihrer Spaltung und der fehlenden Integration unterschiedlicher Aspekte des Objekts und des Selbst; Wiedergutmachungsversuche; Liebes- und Hassgefühle für die Mutter und den Vater; die allmähliche Entwicklung der Fähigkeit, ganze Objekte wahrzunehmen; die Urszene; die Vereinigte-Eltern-Figur; der Ödipuskomplex; die Entwicklung der depressiven Position; die gemischten Gefühle für Eltern, Geschwister und andere« (Spillius, 2007, S. 76).

Eine für Klein besonders wichtige unbewusste Phantasie betraf die Beziehung zum Überich. Klein war von Freuds Entdeckung der unbewussten Schuldgefühle und ihrer Beziehung zum Überich besonders beeindruckt, für sie war es eine »der weitreichendsten Entdeckungen, die Freud jemals gemacht hat« (siehe S. 60 in diesem Band). Ausgehend von Freuds Darstellungen der unbewussten Schuldgefühle und Abrahams Beschreibungen des oralen und analen Sadismus arbeitete Klein die komplexen Wechselwirkungen zwischen Triebregungen und Objektbeziehungen heraus und beschrieb sie. Dieser Zugang leitete nach ihrer Meinung eine neue Epoche in der Geschichte der Psychoanalyse ein, da nun die Konsequenzen der oral- und anal-sadistischen Angriffe auf Schuldgefühle und die durch sie ausgelösten Verfolgungsängste bezogen werden konnten. So konnte Klein verstehen, wie infolge der destruktiven Angriffe des Patienten auf seine guten Objekte ein sehr primitives Überich entstehen konnte. Sie beobachtete dieses primitive Überich mitsamt seinen Angst einflößenden verschlingenden und verfolgenden Figuren zuerst in der Analyse von Kindern, fand dann aber auch bei erwachsenen Patienten entsprechende Hinweise.

Meines Erachtens war Klein davon überzeugt, dass ein primitives verfolgendes Überich einer der Faktoren war, die einem produktiven und freudvollen Leben am meisten im Weg standen, und sie suchte nach Möglichkeiten, wie dieses Überich modifiziert werden könnte. Und schließlich formulierte sie eine Abfolge von Ereignissen, die zu durchlaufen waren, um Veränderungen im Überich zu erreichen. Als erstes muss der Patient erkennen, dass und wie er sein Objekt beschädigt hat und die Verantwortung für diese Beschädigung übernehmen. Er muss also in der Lage sein, Schuldgefühle auszuhalten und zu bedauern und zu bereuen, was passiert ist. Wenn er diese Gefühle ertragen kann – was zum Teil davon abhängt, ob der Analytiker versteht, was der Patient durchmacht –, dann werden liebevolle Gefühle freigesetzt, die den Wunsch wecken, wiedergutzumachen, was passiert ist. Tatsächlich bedeutet schon der Schritt, die Verantwortung und die Schuldgefühle auf sich zu nehmen, dass diese Gefühle nicht länger ausschließlich dem Objekt angelastet werden, was die Strenge des Überichs entsprechend mildert.

Diese Veränderungen in der Beziehung zum Analytiker zeigen an, dass eine Modifizierung des Überichs stattgefunden hat und es weniger phantastisch und weniger verfolgend geworden ist. All dies findet sowohl auf der Ebene der Phantasie wie auf der Ebene der Erfahrung in der analytischen Situation statt. Wir verstehen dann besser, warum es für Klein so wichtig war, dass die Verführungstheorie aufgegeben wurde. Es ging ihr nicht darum, das Trauma zu leugnen, sondern vielmehr darum, die Beziehung zwischen Trauma und Phantasie zu untersuchen. Wenn alles ein Trauma ist, kann der Patient nicht die oben skizzierten Wiedergutmachungsschritte gehen, vielmehr hält er dann daran fest, dass seine

Verfolgungsgefühle berechtigt sind. Diese Sequenz unterstreicht auch Kleins Interesse an der Beziehung zwischen positiver und negativer Übertragung sowie an der Beziehung zwischen tatsächlich Erlebtem und Phantasie. Sie bemüht sich, unparteiisch zu sein und die Vorwürfe des Patienten ernst zu nehmen, aber selbst bei schwer traumatisierten Patienten geht es nach ihrer Meinung um die Frage, welchen Beitrag unbewusste Phantasien zu der Gesamtsituation leisten.

Eine weitere grundlegende Situation, der wir bei allen Patienten begegnen, ist die frühe Beziehung des Säuglings zu seiner Mutter und ihrer Brust, die wegen der frühen Spaltungsmechanismen zunächst ideale gute und verfolgende böse Objekte entstehen lässt.

> »Diese Tatsachen bezüglich der Übertragung lassen sich nur dann ganz verstehen, wenn man die Art der frühen Objektbeziehungen untersucht. Hier kann ich unser Wissen nur in der Feststellung zusammenfassen, dass sich unsere Liebes- und Hassgefühle von Anfang an auf ein und dasselbe Objekt beziehen. Die Mutter – und ihre Brust und ihre Milch – ist das erste Liebesobjekt, aber auch das erste Hassobjekt, wenn sie Frustrationen verursacht, sodass sowohl die Liebesgefühle wie die Angst vor Vergeltung auf sie gerichtet sind. Wir spalten dann diese Mutter, die sowohl begehrt und geliebt als auch gehasst und gefürchtet wird, sozusagen in zwei Mütter auf, eine gute und eine böse Mutter« (S. 56 in diesem Band).

Klein konnte bereits zeigen, wie Verfolgungsängste den Patienten dazu brachten, einige Figuren zu externalisieren und andere zu internalisieren, obwohl sie den Mechanismus, der dieser Art von Aufteilung innerer Objekte zugrunde lag, erst in ihren Arbeiten zu Spaltung und Projektion in den 1940er Jahren beschrieb (Klein, 1946). Mithilfe dieser Mechanismen kann der Patient seine Liebes- und Schuldgefühle und seine Wiederherstellungsbemühungen auf bestimmte Menschen verteilen und seinen Hass, seine Abneigung und seine Ängste auf andere. Ähnlich wie im Ödipuskomplex sieht Klein in diesen primitiven Objektbeziehungen universelle Phantasien, die das Seelenleben strukturieren und die Grundlage der Übertragungsphänomene bilden.

Herr B. begegnet einem anderen Patienten – einem Mann, der ihm nicht gefällt

In der zweiten Vorlesung machte Klein anhand von Details aus einer Sitzung mit ihrem Patienten, Herrn B., ihren Umgang mit der Übertragung deutlich. Der Patient hatte heftig auf die Begegnung mit einem ihrer anderen Patienten reagiert. Dieses Zusammentreffen hatte sein Vertrauen in die Analytikerin erschüttert und die paranoide Überzeugung ausgelöst, sie habe auf magische Weise dafür gesorgt, dass er auf dem Weg in seine Sitzungen nun auf Menschen stieß, die ihm unangenehm waren. Als sie seine Wut und seine Befürchtungen untersuchte, erinnerte der Patient eine spezifische Situation aus seiner Kindheit, als seine Mutter ihn bei seinen Lehrern und oft auch bei seinem Vater angeschwärzt hatte, weil sie fand, dass er bestraft werden sollte. Diese Erinnerungen deckten wiederum bestimmte Phantasien auf, in denen seine Analytikerin und der andere Patient oder andere männliche Mitglieder ihres Haushalts sich gegen ihn verschworen, um ihn zu bestrafen.

Diese Sitzung war vor allem von Verfolgungsgefühlen geprägt, aber am nächsten Tag hatte sich die Stimmung geändert und Klein konnte die Situation besser und genauer verstehen, was sie in der vierten Vorlesung ausführlich beschreibt. Der Patient schilderte nämlich nicht nur, wie er auf seine Analytikerin reagiert hatte, sondern stellte auch Verknüpfungen mit bestimmten Situationen in seiner Kindheit her, die Klein dann im Detail untersuchte.

Zu dieser zweiten Sitzung kam der Patient sehr niedergeschlagen. Er fürchtete, mit seinen Anschuldigungen seine Analytikerin, aber auch den anderen Patienten verletzt zu haben. Ein starker Druck auf seiner Brust fühlte sich an, als werde Eiter aus einer Pustel gedrückt, was ihn an eine Otitis erinnerte, die er als Kind gehabt hatte. Man hatte ihm erzählt, dass er damals viel geschrien habe, und jetzt hätte er am liebsten »Gott, Gott« gerufen. Das erinnerte ihn an seinen Großvater, der ein freundlicher Mann war, ihn aber auch an einen Metzger denken ließ, vor dem er als Kind Angst hatte, weil er auszuspucken pflegte und nach Fleisch roch. Der Metzger hatte eine unheimliche Kühlkammer, in der Fleischstücke hingen, die nach Kleins Ansicht für die toten und verletzten Objekte in seinem Inneren standen, die er ständig wiederherzustellen versuchte.

Der Patient kam auf die gegenwärtige Situation zurück und berichtete, er habe nach der letzten Sitzung am Feuer gesessen und Schatten gesehen, die aussahen, als tanzte der Teufel mit seiner Großmutter. Er ärgerte sich, denn nach seiner Meinung setzte ihn die Analytikerin unter Druck und erwartete, dass er mit seinem jetzigen Leben zurechtkäme, gehe aber nicht auf seine tieferliegenden Probleme ein. Das löste den starken Impuls in ihm aus, die Teetasse, die er in der Hand hielt, an die Wand zu schleudern. Dann sah er sich plötzlich auf einer schmalen Straße vor einem Haufen aus menschlichen Teilen, um die er sich kümmern sollte.

Es gab noch viele weitere Details, die sich auf seine persönliche Reaktion auf das Zusammentreffen mit dem anderen Patienten und die in ihm ausgelösten destruktiven Gefühle bezogen, die, wie er fürchtete, seine Objekte verletzt und in Verfolger verwandelt hatten. Klein geht immer von seinem momentanen Erleben in der Sitzung aus und spürt diesen Verknüpfungen nach, zum Beispiel dem Spannungsgefühl, als platze Eiter aus einer Pustel, und seiner Befürchtung, die Analytikerin könne ihn hassen und sich mit anderen gegen ihn verschwören. Andere Verknüpfungen wiederum scheinen darauf zu beruhen, wie Klein generell unbewusste Phantasien verstand. Sie meinte, der Patient sehe in ihr und dem anderen Patienten ein gefährliches Paar, das die Eltern repräsentierte, die sich gegen ihn verbündet hatten. Das habe Phantasien über einen sadistischen Vater ausgelöst, der die Mutter beim Geschlechtsverkehr zerstückle. Seine Angriffe auf seine Analytikerin seien ihm plötzlich sehr real vorgekommen, und seine Angst, sie durch Beißen und Brüllen zu zerstören und zu zerschmettern, zeige sich in seiner Vorstellung, die Teetasse zu zerschmettern. Diese Phantasien stellten sich als Wiederholung seiner frühen aggressiven Regungen gegen seine Mutter heraus und lösten Schuldgefühle und die Angst aus, seine Analytikerin könnte die Analyse aufgeben, so wie er früher befürchtet hatte, er könnte seine Mutter wegen seiner Destruktivität verlieren. Nach Klein gab es Hinweise auf Phantasien, der Körper seiner Mutter enthalte tote und in Stücke gerissene Kinder, insbesondere nachdem eine kleine Schwester schon als Säugling gestorben war. Zusammen mit den Schuldgefühlen wegen des Desasters in seinem Inneren und seiner Verzweiflung, weil nichts davon wiedergutzumachen sei, bedrückten ihn diese Phantasien und deprimierten ihn.

Gleichzeitig lösten sein Hass und seine Befürchtungen wegen seiner eigenen Destruktivität tiefes Bedauern aus sowie Kummer und Trauer, weil er erwartete, dass sein Liebesobjekt sterbe. Gegen Ende der zweiten Stunde hellte sich seine Stimmung auf, seine Angst ließ nach und er konnte sagen, er vertraue seiner Analytikerin wieder, weil sie für ihn wieder zu einem besseren Objekt geworden sei. Er sah sie in einem realistischeren Licht und war auch in der Lage, frühere, sogar sehr frühe Erfahrungen in einem weniger durch Phantasien verzerrten Licht zu sehen. Nach Kleins Auffassung sprechen solche Veränderungen für einen Fortschritt in Richtung des Hauptziels des psychoanalytischen Prozesses, nämlich für eine Milderung der Strenge des Überichs.

Der Leser wird in den Vorlesungen noch weitere Details finden und wird, wie ich meine, Kleins Verknüpfungen nachvollziehen können, wenn sie jeweils vom Hier und Jetzt der Übertragung in der Sitzung ausgeht, sie dann mit der Vergangenheit verknüpft, um dann wiederum die gegenwärtige Situation zu deuten. Obwohl beide, Patient wie Analytikerin, mit Ängsten, Schuldgefühlen und Verzweiflung konfrontiert waren, brachte der Prozess letztlich einige Erleichterung mit sich und ließ ein weniger durch Phantasien geprägtes Bild der Analytikerin entstehen. Klein führt aus, dass nach ihrer Überzeugung dies der einzige Weg ist, wie der Analytiker versuchen kann, von seinem Patienten realistischer wahrgenommen zu werden.

Diese klinische Darstellung ist eine *tour de force*, die Kleins Technik mit der Ausarbeitung komplexer Erfahrungen mit inneren und äußeren Objekten und mit ihren Ideen über den therapeutischen Nutzen tiefer Deutungen verknüpft. In der zeitgenössischen Literatur, in der unbewusste Phantasien selten so direkt gedeutet oder so detailliert dargestellt werden, gibt es nur sehr wenige Berichte dieser Art. Es zeigt, dass Klein Verbindungen zu frühen Erfahrungen herstellt, wenn sie die auf diese Weise aufgedeckten unbewussten Phantasien herausarbeitet und untersucht, wie diese Phantasien nicht nur in der aktuellen Übertragung, sondern auch im Alltagsleben des Patienten wiedererlebt werden.

»Was ist also die Deutung? Und wie wirkt sie?«

Aus Kleins Beschreibungen und ihren klinischen Beispielen geht ganz klar hervor, dass die Deutung für sie ein Instrument für die Erkundung des Unbewussten war. Bei einer Deutung geht es also nicht darum, von oben herab Wissen oder Einsichten zu vermitteln, sondern immer darum, nachzuforschen und dann dem Patienten eine Hypothese anzubieten, über die er nachdenken kann. Ein weiterer Punkt wird in den Vorlesungen erwähnt, aber vielleicht noch emphatischer in einem Extrakt aus Kleins Notizen zur Technik deutlich: Mit einer Deutung lassen sich neue Wege beschreiten. Nach Melanie Kleins Auffassung sind Übertragungsdeutungen wie Fühler, die sich frühen Situationen entgegenstrecken. Sie betont die Notwendigkeit, Verbindungen zur Vergangenheit herzustellen, diese müssten aber, so argumentiert sie, zunächst in der Gegenwart durch die Deutung der Übertragung geklärt werden.

> »Eine der technischen Regeln, die sowohl für die Erwachsenen- wie die Kinderanalyse gilt: Übertragungsdeutungen sind gewissermaßen Fühler hin zu frühen Situationen. Aber sie müssen sich voll und ganz auf die aktuelle Situation und auf die in dieser Situation entstandenen Gefühle beziehen, müssen also die gesamte momentane Realität mit einbeziehen, in die so viele der Übertragungsgefühle umgelenkt werden. Wenn wir die Übertragungssituation in die Vergangenheit zurückverfolgen, gibt es bestimmte allgemeine Situationen in der Kindheit, an denen wir sie festmachen können und an die sie mit Sicherheit immer geknüpft sind. (Man

denke nur an allgemein bekannte Situationen wie Eifersucht, Frustration, Rivalität, Verzagtheit, an das mangelnde Selbstvertrauen beim Vergleich mit Erwachsenen, an nächtliche Situationen, wenn ein Kind Angst hat oder nicht ins Bett gehen will, Angst hat, von den Erwachsenen verlassen zu werden usw.) Selbst solche Verknüpfungen müssen immer von der Situation ausgehen, die wir gerade erkunden. Man kann nie einfach nur raten« (Spillius, 2007, S. 89f.).

In den Notizen taucht auch zum ersten Mal Kleins Formulierung »die Gesamtsituation« auf, mit der sie den Analytiker ermutigen wollte, nicht nur auf die Beziehung des Patienten zum primären Objekt, der Mutter und ihrer Brust, zu achten, sondern auf eine Fülle von Objekten in seiner inneren Welt.

»Zu welcher Situation kehren wir zurück, wenn wir von der Übertragungssituation ausgehen? Zu sehr frühen Situationen oder anderen aus späteren Lebensabschnitten? Das hängt vollständig vom Material ab. In der Übertragung tauchen bestimmte Situationen auf, die so unmittelbar und intensiv auf sehr frühe Situationen verweisen, zum Beispiel auf die Stillsituation an der Brust, dass man eine Bemerkung in dieser Richtung machen kann« (Spillius, 2007, S. 89f.).

In einem anderen aufschlussreichen Beispiel aus ihren Notizen erklärt Klein, es könne falsch sein, auf der tiefsten Ebene deuten zu wollen. Ihrer Ansicht nach müssten wir zunächst herausfinden, welche Verknüpfungen für den Patienten am wichtigsten sind.

»Einer der vielen Fehler, die überschwängliche Anfänger machen, ist der Fehler, dass sie die Regel, nach der die momentane Übertragungssituation mit der Vergangenheit verknüpft werden sollte, falsch anwenden, indem sie unmittelbar auf die früheste Situation an der Brust zu kommen versuchen. Um ein Beispiel zu geben: Als ich einen Kandidaten fragte, warum er die Übertragung denn nicht umfassend gedeutet habe, schlug jemand vor: »Man sollte das mit der Enttäuschung an der Brust verknüpfen, nicht wahr?« Nun ging es in dem Beispiel aber darum, dass die Patientin zutiefst enttäuscht war, weil sie an einen jüngeren Analytiker (noch dazu an einen Kandidaten) überwiesen wurde, aber natürlich die Analyse lieber bei dem erfahrenen Analytiker machen wollte, der das Erstgespräch mit ihr geführt hatte. Im Stundenmaterial war die tiefe Enttäuschung durch den Vater sehr deutlich geworden. Sie hatte ihn geliebt und bewundert, aber später entdeckt, dass er keineswegs der war, für den sie ihn gehalten hatte (er hatte angefangen zu trinken). Danach ging sie für sie sehr unbefriedigende Beziehungen zu jungen Männern ein.

> Später fand sie einen reiferen Mann, den sie ebenfalls idealisierte und unbedingt heiraten wollte. Der Kandidat hatte völlig versäumt, eine Verbindung zwischen ihrer Enttäuschung über ihn – ein jüngerer Mann, der ihr Analytiker geworden war – und der Tatsache herzustellen, dass der idealisierte Vater nach ihrer Enttäuschung an ihm durch unzulängliche junge Männer ersetzt wurde und danach wiederum der reifere Mann das Wunschobjekt zu sein schien. Die richtige Deutung wäre gewesen, die Enttäuschung über die Wahl des Analytikers mit der Enttäuschung zu verknüpfen, dass sie keinen idealen Vater haben konnte und dass die Wahl der jungen Männer unbefriedigend war, weil sie den idealen Vater nicht ersetzen konnten, während der reifere Mann die alte idealisierte Beziehung zum Vater wiederzubeleben schien. Dies ist ein Beispiel für einen der Schritte, wie die Verbindung mit der Vergangenheit hergestellt werden kann« (Spillius, 2007, S. 93).

Ein weiteres Zitat aus den Notizen zeigt, dass Klein nicht immer auf der Suche nach dem tiefen Unbewussten ist, sondern vielmehr zuzuhören und die bewussten Sorgen ihrer Patienten ernst zu nehmen versucht.

> »Allerdings ist die Kunst des Deutens nur ein Teil unserer Arbeit. Wir müssen bedenken, dass ein anderer sehr wichtiger Teil darin besteht, unsere ganze Aufmerksamkeit auf die Assoziationen des Patienten zu richten und ihm die Möglichkeit zu geben, alle seine Gefühle und Gedanken umfassend zum Ausdruck zu bringen; uns ganz darauf zu konzentrieren, alle seine Abwehrmaßnahmen zu verstehen und insgesamt an seinem Ich genauso interessiert zu sein wie an seinem Unbewussten. Das bedeutet, dass unser Interesse sich nicht nur daran orientiert und auch nicht daran orientieren sollte, was wir deuten möchten, denn die Deutung sollte von dem Bild ausgehen, das seine eigene Zeit für seine Entstehung braucht. Wir müssen ein Gleichgewicht finden zwischen dem Bedürfnis des Patienten, sein Material zu bringen und seine Gefühle auszudrücken und sollten diesem Bedürfnis allen Raum lassen, den es braucht. Deshalb stehen wir vor der Notwendigkeit, ein Gleichgewicht zu finden zwischen der Zeit, die wir in einer analytischen Sitzung diesem Teil der Arbeit (also dem Fundament, auf das sich unsere Deutungen stützen) einräumen und der Deutung selbst« (Spillius, 2007, S. 92).

Der Punkt der größten Angst

Bei der Frage, was gedeutet werden sollte, richtet sich Klein nach dem Punkt der größten Angst in der Übertragung oder fokussiert manchmal auch die Hemmungen und den Widerstand, die sich aus dieser Angst ergeben. Zum Beispiel bekommt der Patient oft Angst vor dem Analytiker und hält deshalb Material zurück. Wenn aber der Analytiker dieses Verhalten als einen Aspekt der Übertragung erkennt, versteht er auch, dass der Widerstand eine unvermeidliche Folge der Angst ist und dass die Abwehr dagegen natürlich und notwendig ist.

Anfangs können Deutungen, insbesondere wenn sie neue Bereiche eröffnen, Ängste, Widerstand und Feindseligkeit wecken, aber wenn aus der richtigen Einstellung heraus gedeutet wird und der Analytiker bereit ist, seine Überlegungen der Reaktion des Patienten anzupassen und sich zu korrigieren, lässt die Angst nach. Die daraus resultierende Erleichterung eröffnet den Zugang zu neuen Bereichen, die zuvor blockiert waren. Wenn der Analytiker bereit ist, aggressive Regungen zu deuten, lässt nach Kleins Auffassung nicht nur die Angst nach. Vielmehr können, wie sie in der ersten Vorlesung ausführt, liebevolle Gefühle freigesetzt werden, die dem Patienten einen Schritt hin zur Wiedergutmachung ermöglichen.

Mit der Angst verhält es sich, so Klein, wie mit explosivem Material: Handhabt man es vorsichtig, kann man in kleinen Mengen gut damit zurechtkommen. Um bei der Analogie zu bleiben: Geht man auf dieses Material ein, kann man sogar erreichen, dass sich größere und gefährlichere Mengen gar nicht erst ansammeln. Klein lehrt immer wieder, dass man sich bei einer Deutung der Angst des Patienten bewusst und bereit sein muss, sich auf den Punkt zu konzentrieren, der am dringlichsten ist. Es stimme zwar, dass die Angst des Patienten zeitweise zunehmen kann, aber oft sei es die Angst des Analytikers, die im Weg steht. Wenn der Analytiker so weit ist, eine Deutung zu geben, befürchtet er immer, dass sich die Feindseligkeit des Patienten gegen ihn richten könnte. Wir müssen lernen, findet Klein, dass genau das der Fall sein sollte. Wenn der Analytiker weiß, dass er genau das zu erwarten hat und wenigstens eine Zeit lang mit der Tatsache zurechtkommt, gefürchtet und gehasst zu werden, braucht er nicht mehr so viel Angst zu haben.

Um dieses Thema zu verdeutlichen, stellt Klein in der dritten Vorlesung Material aus der Behandlung ihres kleinen Patienten John vor, der mit ihr spielen wollte, dass er ein Löwe sei und dass sie auf der Couch liegen und so tun solle, als schlafe sie. Als John sie angriff und fressen wollte, deutete sie ihm, dass auch er Angst habe, von ihr aufgefressen zu werden. Sie meinte sogar, seine Angst sei aufgekommen, weil er sie als Löwe im Spiel habe auffressen wollen. Bei der Durcharbeitung dieses Themas konnten sie auch der Idee nachgehen, dass er als Kind gerne in den Raum seiner Mutter eingedrungen wäre und sie gerne verschlungen hätte und dass er noch früher als Baby sogar am liebsten ihre Brust verschlungen hätte. Was Klein klarmachen wollte, war der Punkt, dass Johns Angst zunächst wegen der Deutung seiner Angst und Aggression zunahm, er sich dann aber wegen der Deutung erleichtert fühlte und ein neues Spiel begann, bei dem es freundlicher und vertrauensvoll zuging. Im Verlauf dieser Arbeit wurde ihm sogar ein Stück weit klar, dass er dazu neigte, sich durch Projektion von der Angst zu befreien, er könnte seine Objekte durch seine Feindseligkeit beschädigt haben. Natürlich erwartete Klein von ihrem kleinen Patienten nicht, diese Einsichten in Worte fassen zu können, aber ich denke, sie erwartete von den Zuhörern ihrer Vorlesung, ihrer Argumentation zu folgen. Durch die Deutung konnte ihrer Überzeugung nach erreicht werden, dass die Angst allmählich geringer wurde und die Befürchtung nachließ, vom Analytiker angegriffen zu werden. Auf diese Weise wird das Unbewusste nach und nach bewusst und die Verleugnung lässt nach. Eine Deutung eröffnet neue Bereiche und deckt neue und tiefere Ängste auf. Die tiefsten Quellen der Verfolgung werden dann allmählich zugänglich und Stück für Stück weniger. Darüber hinaus verändern sich die Gefühle des Patienten von Grund auf, wenn seine Liebesgefühle und sein Wunsch nach Wiedergutmachung freigesetzt werden.

In der fünften Vorlesung diskutiert Klein die Wechselwirkung zwischen Phantasie und äußerer Realität, wobei sie erneut unterstreicht, dass beide wichtig seien und es darauf ankomme, die Beziehung zwischen beiden zu verstehen. Klein verdeutlicht in der sechsten Vorlesung anhand von Beispielen über Klagen und Beschwerden, mit denen Patienten in ihre Sitzungen kommen, wie wichtig es ist, die Realität ihrer Situation ernst zu nehmen. Der Analytiker muss erkennen, dass andere, auch er selbst, den Patienten real traumatisieren, ihm Schmerzen und Ungerechtigkeit zufügen und dass er die Realität der Beschwerden des Patienten ernst nehmen sollte. Allerdings zeigt der Kontext, in dem sich ein Groll entwickelt hat, auch, dass es gleichermaßen wichtig ist, die unbewussten Phantasien des Patienten zu erkunden und abzuschätzen, wie weit sie zu dem Trauma beigetragen haben.

Nach Klein ziehen es einige Analytiker vor, der Traumatisierung durch die Außenwelt größeres Gewicht beizumessen. Ein Grund dafür könnte sein, so Klein, dass sie auf diese Weise die Partei des Patienten ergreifen und Feindseligkeit in der Übertragung vermeiden. Die Folge ist, dass unbewusste Phantasien und die innere Welt des Patienten vernachlässigt werden und die Beschädigung durch das Trauma ins Zentrum gerückt wird. Diese Gewichtung habe, so Klein, die weitere Entwicklung der Theorie beeinträchtigt und sei immer noch zumindest teilweise für die gegen ihre Arbeit erhobenen Einwendungen verantwortlich. Unabhängig von der Realität des Traumas war es ihr wichtig, die intrapsychischen Prozesse zu erkennen, die zur Bildung eines strengen Überichs geführt haben, und so die Durcharbeitung der Schuldgefühle und die Freisetzung liebevoller Gefühle zu ermöglichen.

Zur Veranschaulichung dieses Themas stellt Klein weiteres detailliertes klinisches Material eines sehr gestörten Patienten, Herrn D., vor, der sich ähnlich wie Herr B. über die Begegnung mit einem anderen Patienten aufgeregt hatte. Dieses Beispiel vermittelt dem Leser Kleins Überzeugung, dass selbst sehr kranke und paranoide Patienten in Kontakt mit ihren eigenen destruktiven Phantasien kommen können und ihnen geholfen werden kann, diese Phantasien durchzuarbeiten.

Zwei auch heute aktuelle Fragestellungen

Der Gebrauch der Gegenübertragung

Ich möchte diesen Überblick mit zwei Themen abschließen, die bis heute kontrovers diskutiert werden und sich auf die Handhabung der Technik auswirken. Interessant fand ich zunächst einmal den Vergleich zwischen der Einstellung Kleins, wie sie in ihren Vorlesungen und Seminaren deutlich wird, und unserem heutigen Umgang mit der Gegenübertragung, da uns mittlerweile sehr bewusst ist, welche Auswirkungen die Projektionen und Identifizierungen des Patienten auf uns haben. Die meisten von uns stimmen darin überein, dass Projektionen aufgenommen (contained) und verstanden werden sollten. Gelingt dies nicht, kommt es zu unterschiedlichen Formen des Agierens. Diese Entwicklungen gehen auf Kleins eigene Arbeiten über schizoide Mechanismen (1946) zurück und führten schließlich zu der Überlegung, dass projektive Identifizierung als primitive Form der Kommunikation verstanden werden kann (Rosenfeld, 1971). Beeinflusst durch Bions Konzept des Containments sind wir darüber hinaus überzeugt, dass der Analytiker die Ängste des Patienten lindern kann, wenn er dessen Projektionen in sich aufnehmen und ihre Bedeutung erfassen kann (Bion, 1962). Als Klein 1936 ihre Vorlesungen hielt, waren diese Überlegungen noch nicht formuliert worden, aber in ihren Seminaren zur Technik (1958) wurde sie wiederholt darum gebeten, ihre Einschätzung der Gegenübertragung zu erklären. Ihre Antwort machte klar, dass sie sehr wohl wusste, wie stark sich die Projektionen des Patienten auf den Analytiker auswirkten, dass sie sich aber trotzdem mit dem damals und auch heute noch verbreiteten Trend nicht anfreunden konnte, mittels der Gegenübertragung den Patienten verstehen zu können.

Zum Beispiel fragte ein Teilnehmer des Seminars, ob Klein glaube, die Gegenübertragung helfe dabei, Schweigen zu verstehen. Sie antwortete:

> »Ich habe nie gefunden, dass die Gegenübertragung mir geholfen hat, meinen Patienten besser zu verstehen, aber – um es mal so zu formulieren – sie hat mir geholfen, mich selbst besser zu verstehen« (S. 144 in diesem Band).

Klein stimmte zu, dass der Patient selbstverständlich im Analytiker Gefühle auslöse und die Gegenübertragung sehr verstörend sein könne. Manchmal habe der Analytiker vielleicht das Gefühl, der Patient bringe seine Depression, seinen Ärger, seinen Neid, einfach alles in ihm unter, oder umgekehrt, als habe der Patient ihn völlig ausgesaugt und seiner Gefühle beraubt. Aber all das sei Teil der analytischen Situation. Auch wenn diese Situation Gefühle in ihm wecke, müsse der Analytiker versuchen, diese zu verstehen, genau wie er auch sonst alles zu verstehen versuche, was an ihn herangetragen wird.

An diesem Punkt geht Klein sogar noch weiter und meint, wenigstens zum Teil sei es Sache des Analytikers, wie er auf die projektiven Identifizierungen des Patienten reagiert.

> »Wenn ich merke, dass der Patient etwas in mir ablädt, hängt es von mir ab, ob ich ihn das machen lasse oder nicht. Ich meine, hier sind doch zwei von uns, er lädt etwas in mir ab, aber ich möchte das nicht in mir untergebracht haben« (S. 145 in diesem Band).

Statt sich in die innere Verfassung versetzen zu lassen, die der Patient in ihr hervorzurufen versucht, ist Klein durchaus bereit, auf seine Projektion mit einem »Nein« zu reagieren, ihn aber trotz ihrer Irritation weiterhin im Blick zu behalten. Kleins Vorgehensweise ist stark von ihrem Wunsch geprägt, mehr in Erfahrung bringen zu wollen, also von ihrem Wunsch, die psychische Verfassung ihres Patienten zu erkunden, wie auch immer sie beschaffen sein mag. Diese Eigenschaft ist für einen Analytiker sehr wichtig. Ihre Neugier in dieser Weise auf den Patienten zu fokussieren, ist für Kleins Einstellung von zentraler Bedeutung, auch wenn sie einräumt, dass es nicht immer möglich ist, diese Haltung einzunehmen.

Als weiteres Beispiel führte sie an, wie schnell sie sich über Patienten ärgerte, wenn diese die ihnen angebotene Hilfe ständig nur entwerteten. Beispielsweise könnte ein Patient behaupten, die Analyse habe ihn nichts gelehrt und der Analytiker wiederhole ständig nur Dinge, die er schon längst wisse. Vielmehr erklärte

Klein, dass sie an ihrem Ärger nicht festhielte, sondern überlegte, ob sie sich wirklich so sehr ärgern oder sich vielleicht lieber fragen sollte, warum der Patient diese Haltung einnimmt. Sie selbst meint, dass ihr vielleicht dieses nie nachlassende Interesse an ihren Patienten dabei geholfen habe, den Neid zu verstehen statt nur auf Neid zu reagieren. Sie scheint zu sagen, dass Gegenübertragungsgefühle wie zum Beispiel Ärger zwar unvermeidlich sind, aber zur Gesamtsituation der Analyse gehören.

Zunächst fand ich die Vorstellung schockierend, der Analytiker könne auf die in ihm untergebrachten Projektionen des Patienten mit einem »Nein« reagieren, weil uns Bions Idee, der Analytiker sollte die Projektionen des Patienten in sich aufnehmen und ihren Sinn erfassen, mittlerweile selbstverständlich ist. Für Bion bedeutete ein adäquates Containment dieser Art, dass der Patient seine Projektionen schließlich in weniger bedrohlicher Form zurücknehmen kann. Damit diese Form des Containments (Bion, 1962) stattfinden kann, muss der Analytiker sich nach Bions Auffassung der Reverie überlassen können, um aufnahmefähig zu bleiben. Wenn man bedenkt, dass Klein immer wieder die emotionale Verfügbarkeit des Analytikers betonte, kann man sich kaum vorstellen, dass sie dem Analytiker empfahl, sich den Projektionen des Patienten zu verschließen. Sie muss etwas anderes im Sinn gehabt haben. Meines Erachtens differenzierte sie und meinte, der Analytiker habe einerseits das Bedürfnis, die Situation zu erfassen – wir könnten hinzufügen, seine emotionale Reaktion auf den Patienten zu containen – und andererseits den Wunsch, von den Projektionen nicht beherrscht zu werden. Ich meine, ihr »Nein« galt diesem Aspekt. Denn nur wenn der Analytiker dafür sorgen kann, von der Situation nicht beherrscht zu werden, kann er Enactments vermeiden, die seine Fähigkeit zum Containment beeinträchtigen würden. Vielleicht gab es für Klein bei diesem Thema auch einen feministischen Aspekt, so als wollte sie das Recht der Frauen unterstützen, sich einer ausbeuterischen Vereinnahmung zu widersetzen. Vielleicht ist es eine weibliche Fähigkeit des Analytikers oder der Analytikerin, für die Projektionen des Patienten aufnahmebereit zu sein, und eine männliche Fähigkeit, diese weibliche Fähigkeit davor zu schützen, überwältigt und vereinnahmt zu werden. Möglicherweise verfügt ein Analytiker oder eine Analytikerin über beide Aspekte, um in einer mütterlichen Rolle die Projektionen aufnehmen und in der Rolle des Vaters auch »Nein« sagen und die väterliche Funktion übernehmen zu können, die Mutter davor zu bewahren, von dem, was das Baby ihr entgegenbringt, überwältigt zu werden.[2] Sowohl die

2 Dies war eine Überlegung Irma Brenman Picks, als eine frühe Fassung dieser Einführung bei einer Tagung vorgestellt wurde.

Aktivitäten des Patienten wie die des Analytikers tragen zur Atmosphäre und Stimmung einer Sitzung bei. Meines Erachtens könnten wir heutzutage versuchen, der Wechselwirkung dieser beiden Aspekte nachzuspüren, wenn wir beide im Blick behalten. Vor allem aber wollte Klein meines Erachtens darauf hinweisen, dass es weiterhin unsere primäre Aufgabe bleibt, den Patienten zu verstehen. Das bedeutet, dass wir die Macht seiner Projektionen zwar erkennen, aber zumindest versuchen könnten, nicht von ihr vereinnahmt zu werden.

Die Teilnehmer des Seminars ließ das Thema Gegenübertragung nicht los. Sie meinten zum Beispiel, es könnte vorkommen, dass ein Patient dem Analytiker Angst einjagen müsste, damit dieser besser verstehe, was der Patient durchmacht. In ihrer Antwort beschrieb Klein einen psychotischen Patienten, den sie in Berlin kurz gesehen und der ihr Angst gemacht hatte. Aber sie glaubte nicht, dass diese Angst in ihr ausgelöst wurde, nur um ihn besser verstehen zu können. Tatsächlich hatte sie Angst, weil er sehr groß war und ihr fremd und anders vorkam. Dann erinnerte sie sich daran, dass er ihr gesagt hatte, wie sehr ihn sein Onkel verfolgt hatte. Wegen dieser und anderer Bemerkungen des Patienten konnte sie ihm schließlich deuten, dass er Angst vor ihr habe, weil sie die Macht besaß, ihn in die Anstalt zurückzuschicken. Dass sie ihn verstand, erklärte sie, lag nicht daran, dass sie ihre Gegenübertragung untersucht hatte, sondern daran, dass sie etwas von seiner Situation und seiner psychischen Verfassung verstand.

Es ist interessant zu sehen, wie sehr sich Kleins Technik in den 22 Jahren zwischen den Vorlesungen und den Seminaren verändert hat und auch, wie sehr sich die kleinianische Technik weiterhin und bis heute verändert hat. In ihrer Antwort auf eine Frage im Seminar meinte Klein, zu den wichtigsten Neuerungen in ihrer Arbeit sei es schon sehr früh gekommen, schon als sie 1921 in Berlin damit begann, Kinder zu analysieren. Für heutige Leser ist das schwer nachzuvollziehen, wenn man bedenkt, wie wichtig Kleins spätere Arbeiten zum Beispiel über schizoide Mechanismen und die projektive Identifizierung sind.

Aber wenn wir diese Vorlesungen betrachten, können wir sehen, dass Klein der Meinung war, sie habe ihre wichtigsten Innovationen bereits früh in ihrer Arbeit entwickelt. Und es trifft sicher zu, dass die Vorlesungen kein bisschen veraltet oder überholt klingen.

Verknüpfungen mit der frühen Lebensgeschichte des Patienten

In den Vorlesungen wird noch eine zweite Frage aufgeworfen, nämlich die Frage, inwieweit der Analytiker am Hier und Jetzt der Interaktionen in der Sitzung festhalten sollte und inwieweit er versuchen sollte, Verbindungen zur frühen Lebensgeschichte des Patienten und zu Ereignissen in seinem Alltag zu finden. Klein scheint unmissverständlich daran festzuhalten, dass diese Verknüpfungen wichtig sind, aber nach meinem Eindruck hätte sie auch der Auffassung zugestimmt, dass unsere Arbeit im Hier und Jetzt der Übertragung wurzeln sollte.

Im Unterschied zu manchen heutigen Analytikern betont Klein wiederholt, wie wichtig es sei, Verknüpfungen herzustellen. In einer ihrer Notizen zur Technik, die von Spillius (2007) zitiert wird, macht sie dies ganz klar.

> »Immer wieder hört man die Formulierung ›Hier und Jetzt‹. Auch wenn sie nicht unangebracht ist, wird damit doch sehr oft übermäßig gewichtet, was der Patient dem Analytiker gegenüber empfindet, während die Verbindungen zur Vergangenheit übergangen werden. Freuds Entdeckung, dass die ihm entgegengebrachten Gefühle eine Übertragung aus der Vergangenheit waren – eine der fundamentalen Entdeckungen der Psychoanalyse – hat nichts von ihrer Gültigkeit verloren« (Spillius, 2007, S. 93).

In den Vorlesungen macht sie dies anhand des Materials ihres Patienten Herrn B. deutlich, und wir haben gesehen, wie Klein vom Hier und Jetzt der Übertragung ausgeht, zum Beispiel von den paranoiden Phantasien des Patienten über sie. Aber in ihrer Deutung beschränkte sie sich nicht auf seine Gefühle ihr gegenüber, sondern verknüpfte sie mit einer Situation aus seiner frühen Kindheit, die er wiedererlebte und die das Gefühl ausgelöst hatte, seine Analytikerin und irgendwelche Männer hätten sich zusammengetan, um ihn auszuschließen und zu bestrafen. Ausgehend von der Erinnerung des Patienten, wie seine Mutter ihn dem Vater zur Bestrafung überlassen hatte, konnte Klein die differenziertere Deutung formulieren, dass der Patient glaubte, sie und andere in ihrem Haushalt bildeten eine Allianz, um ihn zu bestrafen. Die aktuelle Phantasie in der Übertragung konnte dann genauer formuliert werden und die Verbindung zur Kindheitserinnerung des Patienten einbeziehen.

Auch in der zweiten aus der Behandlung von Herrn B. berichteten Sitzung zeigte sich, dass Klein im Hier und Jetzt begann, als sie den depressiven Kummer des Patienten aufgriff, bevor sie auf seine Otitis als Kind einging und danach auf seinen Bericht, wie er nach der letzten Sitzung am Feuer gesessen und bedrohliche Schatten gesehen hatte. Der Patient führte sie dann wieder zurück zu Erinnerungen an seinen Großvater und an den bedrohlichen Metzger, der auszuspucken pflegte und nach Fleisch roch. Nach meinem Eindruck wurden diese Ausflüge in die Vergangenheit von dem Wunsch getragen, die in der Gegenwart wirksamen unbewussten Phantasien zu verstehen. Darüber hinaus scheint Klein immer versucht zu haben, sowohl die der emotionalen Erfahrung im Hier und Jetzt zugrunde liegende spezifische Phantasie zu verstehen als auch die allgemeine Phantasie, für die die spezifische ein Beispiel war. Wie immer machte sie sich Gedanken über die Frage, was die destruktiven Regungen des Patienten ausgelöst hatte und wie diese Impulse klarer und deutlicher zu fassen waren, als sie mit den Bildern von totem Fleisch und von Leichen, die in Haufen neben der Straße lagen, verknüpft wurden. Diese Bilder machten die Angst des Patienten anschaulich, er könnte Klein beschädigt haben, und machten verständlich, dass sie für ihn zu einer verfolgenden Figur geworden war. Die Einzelheiten der Erinnerungen und Phantasien des Patienten verliehen seinen Ängsten einen spezifischen Inhalt und mündeten schließlich in die Phantasie, dass er in seiner Gewalttätigkeit mit einem Vater identifiziert war, der die Mutter in einem gewaltsamen Verkehr zerstückelte.

Die Tatsache, dass Klein ihre Ausflüge in die Vergangenheit immer wieder in die Übertragung münden ließ, bedeutet meines Erachtens, dass sie Joseph (1985) und Feldman (2007) zustimmen würde, die meinten, es sei leicht, sich in der Geschichte zu verlieren, um die Angst vor dem Hier und Jetzt abzuwehren, wie in der folgenden Passage deutlich wird. Allerdings schreibt Klein auch, man könne aus Angst vor der Vergangenheit auch im Hier und Jetzt steckenbleiben.

> »Aber wir dürfen nicht vergessen, dass es auch so etwas wie eine Flucht aus der Übertragungssituation in die Vergangenheit geben kann […] Erwachsene sind vielleicht manchmal ganz bereit, erneut Schuldgefühle usw. in Bezug auf die Vergangenheit zu haben, scheuen aber davor zurück, sie in der Übertragungssituation wieder zu erleben […] Bei einer anderen Gelegenheit kann die Vergangenheit, wenn sie in all ihrer Macht wiedererlebt wird, so überwältigend sein, dass sie regelmäßig zu einer Flucht oder Hinwendung zur Übertragungssituation führen kann. Zu untersuchen, welche Ängste und Schuldgefühle im Moment am stärksten sind, liefert das richtige Maß, an dem wir uns orientieren sollten« (Spillius, 2007, S. 90).

Auch wenn Kleins primäres Interesse dem »Hier und Jetzt« galt, war sie doch auch überzeugt, dass die Erkundung der frühen Phantasien ihr dabei half, ein tieferes Verständnis für die momentane Übertragung zu entwickeln. Die Verknüpfungen mussten allerdings psychologisch überzeugend sein und, wie wir gesehen haben, sind es nicht immer die tiefsten oder frühesten Situationen, denen sie sich zuwendet.

Man sollte sich daran erinnern, dass in der Übertragung eine innere Mutter auf den Analytiker projiziert wird: nicht die tatsächliche Mutter, sondern die

Version, die der Patient von seiner Mutter hat. Man könnte sagen, dass wir gewissermaßen mit der momentanen »Hier und Jetzt«-Version der Vergangenheit arbeiten. Das unterscheidet sich deutlich von Freuds Überlegungen in den frühen Tagen der Psychoanalyse, als er sich für die tatsächliche Vergangenheit interessierte und in äußeren Quellen nach Informationen und Beweisen suchte, ob ein bestimmtes Trauma tatsächlich stattgefunden hatte. Ich meine, Klein hätte sich für diese Art des Vorgehens nicht interessiert, obwohl ihr bewusst war, dass es eine äußere Realität gab, mit der der Patient früher fertigwerden musste und jetzt auch wieder in der Übertragung zurechtkommen muss. Dies bedeutet, dass wir, wenn wir eine Verbindung zur Vergangenheit herstellen, es mit der Vergangenheit zu tun haben, die der Patient in seiner Phantasie erlebt; es ist nicht die tatsächliche Vergangenheit.[3]

Wenn wir Kleins Arbeitsstil betrachten, scheint es mir offensichtlich, dass wir heute ganz anders arbeiten, und ich muss sagen, dass mich einige ihrer Deutungen zunächst schockierten und betroffen machten, weil sie nach meinem Eindruck über das hinausgingen, was anhand des Materials nachzuvollziehen war. Ich hörte mich sagen, dass wir uns heute mehr daran halten würden, was beobachtbar ist und dem Patienten vermittelt werden kann, indem wir auf einer Ebene arbeiten, wo er uns folgen und auf die er sich einlassen kann. Ich hatte auch den Eindruck, dass sie von einigen wenigen machtvollen und allgemeinen Phantasien so überzeugt war, dass sie sie dem Material vielleicht übergestülpt hatte. Aber ich stellte mir auch vor, dass Klein argumentiert hätte, ihre Deutungen seien nicht Ausdruck einer Gewissheit, sondern ein Mittel, um die ihnen zugrunde liegenden unbewussten Phantasien aufzuspüren. In ihnen sah sie die Fühler, die sich dem Unbewussten entgegenstrecken. Sie wollte sie durch ihre Deutung erkunden und hoffte, damit die Angst des Patienten lindern zu können, sodass er weiteres Material äußern könnte, das ihre Sicht stützen oder ihr widersprechen würde. Der kritische Punkt dabei ist die Frage, ob durch Deutungen die Angst gemildert werden kann, wovon Klein offensichtlich überzeugt war. Sie vertrat nachdrücklich die Auffassung, dass der Patient das Vertrauen in den Analytiker verliere, wenn dieser die Punkte umgehe, die für den Patienten unbewusst von größter Dringlichkeit sind. Möglicherweise ist es so, dass unsere derzeitige Zurückhaltung, tiefe unbewusste Phantasien zu deuten, mehr mit unserem eigenen Unbehagen als dem des Patienten zu tun hat. Heutzutage haben wir manchmal das Gefühl, etwas irgendwie Unzulässiges zu tun, wenn wir eine unbewusste Phantasie zu konkret

3 Auf diesen Punkt wies Catalina Bronstein bei der in der letzten Anmerkung erwähnten Tagung hin.

in der Übertragung deuten und dann vielleicht fürchten, dass die Intensität unserer Gegenübertragung uns zu Enactments verleiten könnte. Was auch immer die Gründe sind, ist es doch interessant festzuhalten, dass nur wenige Analytiker bei ihrer Arbeit heute so vorgehen wie Klein bei Herrn B., als sie ausgehend von seinem Material seine Phantasien über seinen Großvater, das tote Fleisch usw. deutete. Vielleicht achten wir heute mehr darauf, ob der Patient uns folgen kann, aber vielleicht ist uns auch einiges an Vitalität und Tiefe im Lauf der Zeit verlorengegangen.

Jeder und jede von uns muss seine eigene Antwort auf diese Arbeitsweise finden, aber ich fragte mich, ob diese Vorlesungen uns anregen könnten, uns vielleicht auf neuen Wegen tieferen und allgemeineren Phantasien anhand der spezifischen Versionen zu nähern, die in der Übertragung auftauchen. Wie könnten wir den Schatten einer Großmutter, die mit dem Teufel tanzt, den Impuls, eine Teetasse an der Wand zu zerschmettern, die Erinnerungen an einen Großvater und einen Metzger, an totes Fleisch und tote Körper mit dem aktuellen Hier und Jetzt verknüpfen? Vielleicht können wir von Kleins Vorgehensweise etwas lernen und Wege entdecken, auf denen wir unbewusste Phantasien sowohl in ihrer spezifischen wie in ihrer allgemeinen Form untersuchen und gleichzeitig daran festhalten können, mit der aktuellen Übertragungssituation angemessen umzugehen.

Mit Sicherheit vermittelt die Lektüre dieser Vorlesungen einen Eindruck von Vitalität und Vorstellungskraft, die manches an unserer heutigen Arbeit banal wirken lässt. Ich hoffe, wir können uns durch diese Vorlesungen ermutigen lassen, Kleins Technik neu zu würdigen und unsere eigene neu zu überdenken.

Die Vorlesungen zur Behandlungstechnik, 1936[1]

Einleitung

Die *erste Vorlesung*, »Leitlinien«, ist die vollständigste und kohärenteste der sechs Vorlesungen und wirkt, als hätte Klein den Text nicht nur für ihre Zuhörer ausgearbeitet, sondern schon für eine Veröffentlichung vorbereiten wollen. Das Ergebnis vermittelt dem Leser eine Vorstellung, wie die anderen Vorlesungen ausgesehen hätten, wenn sie genügend Zeit gehabt hätte, um das geplante Buch fertigzustellen. Diese Vorlesung beginnt mit einer detaillierten Diskussion der analytischen Haltung und ist eine faszinierende Zusammenfassung der Aspekte, die für Kleins Herangehensweise an die Psychoanalyse von zentraler Bedeutung waren. Das zweite wichtige Thema der ersten Vorlesung ist Kleins Diskussion des relativen Gewichts der positiven bzw. der negativen Übertragung. Als Nächstes analysiert sie die Art und Weise, wie Liebe unter Hass verborgen sein kann. Die Aufgabe besteht dann darin, die Beziehung zwischen den positiven und negativen Gefühlen zu verstehen und nicht darin, die eine oder andere Seite zu unterstützen. Abschließend äußert sie, »dass Trauer, Schuldgefühle und Angst ein ganz wesentlicher Teil der komplexen Objektbeziehung sind, die wir Liebe

1 Ich habe den Text der Vorlesungen der besseren Lesbarkeit wegen gründlich redigiert, Überschriften eingefügt und Unklarheiten beseitigt. Jedoch habe ich nicht versucht, persönliche Eigenheiten Kleins in ihrer Ausdrucksweise zu entfernen, die zum Teil darauf beruhen, dass Englisch nicht ihre Muttersprache war. Die Titel habe ich bei einigen Vorlesungen etwas abgeändert, um ihren Inhalt genauer wiederzugeben. Ursprünglich lautete der Titel der dritten und vierten Vorlesung »Die Deutung« und der fünften Vorlesung »Die Analyse der Erfahrungen«. Der ursprüngliche Titel der sechsten Vorlesung fehlt.

nennen«. Diese wird oft erst sichtbar, wenn Hass und Aggression analysiert worden sind. Das geht über eine Diskussion der Technik deutlich hinaus und stellt einen fundamentalen Fortschritt für unser Verständnis von Liebe und auch der Komplexität der Übertragung dar.

In der *zweiten Vorlesung* – »Aspekte der Übertragungssituation« – erläutert Klein die in ihrer Sicht zentrale Bedeutung der Übertragung und zeigt, wie wichtig es ist, Verknüpfungen zu frühen Objektbeziehungen herzustellen, was sie an detailliertem klinischen Material ihres Patienten Herrn B. zeigt.

Am Anfang der *dritten Vorlesung* stellt Klein zunächst weitere Beobachtungen zum Thema Übertragung vor und diskutiert dann einige der Probleme, die sowohl auf Seiten des Patienten wie des Analytikers das Verstehen behindern können. Manchmal hält der Patient Informationen über seinen Alltag zurück und spricht lieber über seine Phantasien, und manchmal hält er Phantasien zurück und hält sich lieber an Fakten. Klein erklärt, dass der Analytiker darauf gefasst sein und es als Teil der Abwehrbestrebungen des Patienten verstehen sollte; ist der Analytiker geduldig, wird das Material allmählich auftauchen, sobald die Angst nachgelassen hat. Die wichtige Frage für Klein ist dabei das Verhältnis zwischen diesen beiden Aspekten des Materials als Teil der Beziehung zwischen Phantasie und Realität. Einerseits ist es für den Analytiker wichtig, die Übertragung mit Phantasien aus der frühen Lebensgeschichte des Patienten zu verknüpfen, aber andererseits genauso wichtig, die Verbindungen zum jetzigen Alltag des Patienten zu erkennen.

Klein betont immer wieder, wie wichtig sowohl das Getrenntsein wie die Aufnahmebereitschaft des Analytikers in Verbindung mit dem Wunsch sind, die ganze Wahrheit zu entdecken und sich ihr stellen zu können, wie immer sie geartet sein mag. Das heißt, er muss den seelischen Abläufen Respekt und Aufmerksamkeit entgegenbringen. Um diese Haltung einnehmen zu können, muss er eigenes Machtstreben und andere Tendenzen, die seine ungeteilte Aufmerksamkeit beeinträchtigen, kontrollieren können. Eine starke negative Übertragung des Patienten kann vielleicht beim Analytiker den Impuls auslösen, Macht auszuüben. Er muss aber nicht nur in der Lage sein, solche negativen Gefühle auszuhalten; er sollte sogar in der Lage sein, sie in ihrem ganzen Umfang zum Ausdruck kommen zu lassen. Bei dem Versuch, sie zu verstehen, hilft ihm sein Wissen um die Übertragungssituation und die ihr zugrunde liegenden seelischen Prozesse sehr.

Das Zusammenspiel zwischen Übertragung und Gegenübertragung ermöglicht es dem Unbewussten des Analytikers, dicht am Unbewussten des Patienten zu sein, aber Klein hält dies nur bis zu einem gewissen Punkt für sinnvoll. An diesem Punkt übernehmen die kritischen und seinem Bewusstsein entstammenden Fähigkeiten des Analytikers die Führung und sorgen dafür, dass die Gegenübertragung nicht Richtung und Fortgang der Arbeit behindert.

Klein greift Stracheys Frage auf – »Was ist also die Deutung? Und wie wirkt sie?« –, und stellt das analytische Vorgehen anderen Therapieformen gegenüber, zum Beispiel der Hypnose, bei der der Hypnotiseur die Rolle eines mächtigen Überichs einnehme und versuche, die Psyche des Patienten omnipotent zu kontrollieren. Freud gab diese Methode bald auf, was ihm ermöglichte, das Unbewusste ernst zu nehmen, aber Klein meint, eine Tendenz, auf Machtpositionen zurückzugreifen, bleibe wegen des aus dem Unbewussten herrührenden Drucks bestehen.

Klein akzeptiert Stracheys Feststellung, dass der Patient oft die Deutungen des Analytikers mit magischen Qualitäten im Guten wie im Schlechten versehe, aber wenn der Analytiker die Gefahr darin erkenne, werde der Patient eine realistischere Haltung einnehmen und die Deutungen weder als schrecklich gefährlich noch als auf magische Weise hilfreich wahrnehmen. Er könne sie dann, sozusagen eine Nummer kleiner, als wichtig erkennen und sehen, dass sie vor allem seine Angst erst wecken und dann mindern.

In diesem Stadium ihrer Arbeit schreibt Klein den Widerstand gegen Veränderungen vor allem aufkommenden Ängsten zu und meint, ihre Vorgehensweise habe es dem Analytiker erlaubt, am dringlichsten Punkt zu deuten, ohne zu sehr befürchten zu müssen, dabei Angst auszulösen. Wenn der Analytiker die Angst tolerieren kann, wird den Gefühlen des Patienten Raum gelassen, was zu einer Verringerung der Ängste führt. Auf diese Weise werden kleine und überschaubare Quantitäten an Angst freigesetzt und bearbeitet, was zu gegebener Zeit die Befürchtungen und Ängste des Patienten reduziert und die Strenge seines Überichs mildert.

Um diese Themen zu veranschaulichen, schildert Klein ein klinisches Beispiel aus einer Kinderanalyse, in der sie und ihr fünfjähriger Patient, John, spielten, sie seien Löwen. In diesem klinischen Material wird die Befürchtung, von der Analytikerin verschlungen zu werden, mit dem Wunsch des kleinen Patienten verknüpft, sie zu verschlingen, was dann wiederum mit frühen Phantasien verknüpft wird, seine Mutter verschlingen zu wollen, und noch früheren, die Brust verschlingen zu wollen. Über weite Strecken folgt ihre Analyse den Vorgaben Stracheys, da die Deutung zu einem Nachlassen der verfolgenden Überich-Bilder führt. Aber Klein geht darüber hinaus und beschreibt, wie Liebesgefühle freigesetzt werden, nachdem die Schuldgefühle akzeptiert wurden und es zu einer erneuten Errichtung guter innerer Objekte gekommen war.

In der *vierten Vorlesung* wird anhand weiteren klinischen Materials aus der Behandlung von Herrn B. gezeigt, wie eine Übertragungssituation frühere Erfahrungen mit sowohl realen wie phantasierten Situationen wiederholt. Werden diese Verbindungen untersucht, können Erinnerungen an reale Ereignisse und die mit ihnen einhergehenden emotionalen Einstellungen wiederbelebt werden.

In der *fünften Vorlesung* untersucht Klein die Verbindungen zwischen Erfahrungen in der Realität und solchen in der Phantasie, was eine tiefergehende Erkundung der Beziehung zwischen Faktoren der äußeren Umgebung einerseits und dem Phantasieleben des Patienten andererseits eröffnet. Sie weist darauf hin, dass die Bedeutung einer realen Erfahrung für ein Individuum, unabhängig davon, wie sie zustande gekommen ist, von den damit einhergehenden Phantasien bestimmt wird. Welche Auswirkungen die Erfahrung auf das Individuum hat, wird von diesen Phantasien bestimmt und den damit verknüpften Gefühlen, Ängsten und Schuldgefühlen.

Im Archiv ist das Material für diese Vorlesung nur in Notizen vorhanden, die manchmal mehr an Stichworte erinnern für das, worüber sie sprechen wollte. Zum Beispiel schrieb sie:

> »Der Patient beklagte sich – Einfluss der Mutter, der unglücklichen Beziehung der Eltern, auf seine Entwicklung. Ihre schlechte Einstellung zu Männern – nie den Vater anerkannt – machte ihn auf jede nur denkbare Weise unglücklich. Beziehung zur Psychoanalyse – Mischung aus Frustration – zu wenig Beachtung – zu wenig Verständnis (eine große Klage: begleitete ihn nicht ins Internat), ihre prüde Einstellung zur Sexualität – ihr Hass auf das männliche Genitale, was sich auch in ihrer Einstellung zum Vater zeigte.«

Ich habe diese Notizen zu einer kohärenten Darstellung verarbeitet, wie sie in meiner Vorstellung in der Vorlesung geklungen haben könnten. Vielleicht weil Klein vieles erst während des Sprechens ergänzt hat, ist auch die Verknüpfung zwischen dem klinischen Material und den von ihr diskutierten theoretischen und technischen Fragen in diesem Kapitel weniger klar. Die Diskussion dieses Patienten wird in der sechsten Vorlesung fortgeführt, was manche Punkte klarer werden lässt. Trotz allem vermittelt das Material höchst anschaulich, wie sehr der Patient beunruhigt war und wie seine Ängstlichkeit nicht nur mit den äußeren Erfahrungen verknüpft war, die er erlitten hatte, sondern auch mit der verstörenden und destruktiven Natur seiner Phantasien.

In der *sechsten Vorlesung* schließlich beschäftigt sich Klein damit, auf welche Weise Patienten ihre Klagen und Beschwerden vorbringen, manchmal als etwas, das ihnen in ihrem jetzigen Leben oder in der Vergangenheit angetan wird oder angetan wurde. Sie unterstreicht, dass man diesen Beschwerden voller Ernst und Mitgefühl zuhören müsse, auch wenn der Patient vielleicht erwartet, dass der Analytiker Partei ergreift und Missbilligung und Empörung zum Ausdruck bringt über das, was ihm angetan wurde.

Erste Vorlesung: Leitlinien

Bevor ich mit der Diskussion praktischer Probleme beginne, möchte ich zunächst ein paar wesentliche Punkte erörtern, da eine Diskussion über behandlungstechnische Details meines Erachtens nur dann wirklich fruchtbar sein kann, wenn die angewandten Prinzipien eindeutig definiert sind. In dieser Vorlesungsreihe wird es deshalb nicht nur um technische Details gehen, sondern auch darum, die wichtigsten Prinzipien zu erklären und aufzuzeigen, die meiner Ansicht nach der psychoanalytischen Technik und Theorie zugrunde liegen, da beide nicht voneinander zu trennen sind.[2]

Am besten beginnen wir unsere Untersuchung genau an dem Punkt, an dem unsere analytische Arbeit immer einsetzt – bei der ersten Begegnung mit dem Patienten. Lassen Sie uns zum Beispiel den Fall eines Patienten nehmen, dessen Neurose nicht zu stark ausgeprägt ist und der anfängt, uns etwas über sich zu erzählen. Was können wir daraus machen?[3] Alles, was er sagt, mag in der einen oder anderen Weise wichtig sein; da wir aber nicht in der Lage sind, alles gleichzeitig aufzunehmen und festzuhalten, werden wir bald anfangen, aus dem Material auszuwählen. Wie wir wissen, leitet unser Wissen um seelische Vorgänge uns bei dieser Auswahl, ein Wissen, das jeder Analytiker in seiner eigenen Analyse erworben hat und nun auf eine andere Person anwendet. Aber in welche Richtung führt uns dieses Wissen? Wählt der Analytiker das Material unbewusst danach aus, was seiner Meinung nach für die seelische Verfasstheit des Patienten wichtig ist oder was eher für seine eigene gilt? Da wir durch das Medium unseres eigenen Seelenlebens auf das eines anderen blicken, ist klar, dass vieles, wenn nicht alles, davon abhängt, in welcher inneren Verfassung wir uns an die Arbeit machen. Damit sage ich Ihnen natürlich nichts Neues, aber es scheint mir doch sinnvoll zu sein, alle Implikationen dieser wohlbekannten Tatsachen sorgfältig zu bedenken.

---

2 Anm. der Übers.: Einige Abschnitte der Vorlesungen wurden bereits von Claudia Frank übersetzt und in ihre Arbeit »Zu unpublizierten Ausführungen Melanie Kleins über die Grundhaltung bei Erwachsenenanalysen« (2004) eingefügt. Diese Abschnitte habe ich in überarbeiteter Form übernommen.

3 Durch die Formulierung »dessen Neurose nicht zu stark ausgeprägt ist« wollte Klein die Probleme vermeiden, die bei der ersten Begegnung mit psychotischen Patienten auftreten sowie bei Patienten, die nicht von sich aus beginnen, dem Analytiker etwas über sich zu erzählen.

Die analytische Haltung

Lassen Sie uns die seelische Verfassung des Analytikers in Bezug auf seine Arbeit untersuchen, die sogenannte analytische Haltung. Wenn wir versuchen, diese Haltung zu definieren, merken wir allerdings bald, dass eine bloße Beschreibung, und sei sie noch so ausführlich, trocken und hohl klingen muss. Um dieses Konzept lebendig werden zu lassen, müssen wir – wie bei jedem funktionierenden Prozess – zunächst sehen, wie es sich auswirkt. Das werden wir aber erst später tun können, wenn wir unsere Untersuchung der Behandlungstechnik beginnen. Jetzt werde ich zunächst nur einige charakteristische Merkmale dieser Haltung benennen.

Ein zentraler Punkt dabei ist, dass unser ganzes Interesse dem einen Ziel dient, das Seelenleben dieses einen Menschen zu erforschen, dem in diesem Moment unsere ganze Aufmerksamkeit gilt. Dementsprechend wird alles andere, selbst unsere eigenen Gefühle, vorübergehend unwichtig. Wenn dieser Forscherdrang mit dem unermüdlichen Wunsch einhergeht, die Wahrheit herauszufinden, wie immer sie beschaffen sein mag, und wenn er nicht zu sehr durch Angst beeinträchtigt wird, sollten wir unvoreingenommen wahrnehmen können, was uns der Patient von seinem Seelenleben zeigt, unabhängig sogar davon, welche Absicht wir letztlich mit unserer Arbeit verfolgen, nämlich die Heilung des Patienten. Wenn wir nicht darauf aus sind, unseren Patienten ein Etikett zu verpassen und sie einem bestimmten Typus zuzuordnen, oder uns vorschnell Gedanken über die Struktur dieses Falles machen, wenn wir uns also bei dieser Begegnung nicht von einem vorgefassten Plan leiten lassen oder eine bestimmte Reaktion bei dem Patienten auslösen wollen, dann und nur dann sind wir bereit, Schritt für Schritt alles über ihn von ihm selbst zu erfahren. Aber dann sind wir auch am ehesten in der Lage, nichts für selbstverständlich zu halten und alles, was uns die Psychoanalyse bis dahin gelehrt hat, von neuem zu entdecken oder zu revidieren.

Diese ziemlich merkwürdige seelische Verfassung – begierig und zugleich geduldig, losgelöst vom Thema und zugleich völlig absorbiert zu sein – ist natürlich das Ergebnis einer Balance zwischen verschiedenen, zum Teil widersprüchlichen Neigungen und psychischen Regungen einerseits und andererseits einem guten Zusammenwirken verschiedener seelischer Anteile in uns selbst. Denn während wir bereit sind, alles was der Patient uns von sich vermittelt, als etwas für uns Neues aufzunehmen und unvoreingenommen darauf zu reagieren, setzen wir unser Wissen und unsere Erfahrung keineswegs außer Kraft. Unsere kritischen Fähigkeiten bleiben zweifellos weiterhin wirksam, sind aber in den Hintergrund getreten und haben den Weg für unser Unbewusstes frei gemacht, um es mit dem

Unbewussten des Patienten in Kontakt kommen zu lassen. Diese Zusammenarbeit der bewussten und unbewussten Anteile des Analytikers setzt außerdem eine gute Balance zwischen seinen intellektuellen und emotionalen Fähigkeiten voraus.

Sollte ich Ihnen bis jetzt den Eindruck vermittelt haben, die analytische Haltung sei frei von Gefühlen und etwas irgendwie Mechanisches, dann sollte ich mich jetzt beeilen, diesen Eindruck zu korrigieren. Der Analytiker ist nur dann imstande, sich seinem Patienten als einem menschlichen Wesen zu nähern und ihn zu verstehen, wenn seine eigenen Emotionen und menschlichen Gefühle in vollem Umfang, wenn auch gut kontrolliert, beteiligt sind. Wenn der Analytiker vorhat, das Seelenleben seines Patienten zu erkunden, als habe er ein interessantes und kompliziertes mechanisches Teil vor sich, wird er, auch wenn er noch so ernsthaft und aufrichtig den Wunsch hat, die Wahrheit herauszufinden, nie fruchtbar analytisch arbeiten können. Dieser fundamentale Wunsch wird nur dann effektiv sein, wenn er mit einer wirklich guten Einstellung gegenüber dem Patienten als einer Person gepaart ist. Damit meine ich nicht einfach freundliche Gefühle und eine wohlwollende Haltung anderen gegenüber, sondern darüber hinaus etwas von einem tiefen und wahrhaftigen Respekt vor der Funktionsweise der Seele und der menschlichen Persönlichkeit überhaupt.

Wie hält man Macht- und Überlegenheitsgefühle in Schach?

Da wir mit der Analyse über ein wunderbares und einzigartiges Instrument für den Zugang zum Seelenleben verfügen, kann es leicht zu einem Gefühl von Macht und Überlegenheit kommen. Aber diese Gefühle lassen sich in Schach halten, wenn wir nie aus dem Blick verlieren, dass es keine komplexere und schwierigere Aufgabe gibt als die Erforschung und das Verstehen der menschlichen Seele. Wie viel auch immer wir über ihre Funktionsweise wissen, so bleiben wir uns doch stets der Tatsache bewusst – einer Tatsache, die uns skeptisch und bescheiden macht –, dass es außerordentlich schwierig ist, definitiv über die gesamte Persönlichkeit eines anderen Menschen Bescheid zu wissen. Wenn wir einmal bedenken: Wie viel wissen wir über die Menschen, die uns am nächsten stehen, über Eltern, Brüder und Schwestern und andere nahe Verwandte und über enge Freunde? Haben uns nicht manche ihrer Handlungen und Reaktionen völlig überrascht, obwohl wir sie seit Jahren kennen? Haben wir nicht entdeckt, dass wir uns in der Beurteilung von Menschen, die wir ganz genau zu kennen glaubten, schwerwiegend geirrt haben? Und um noch einen Schritt weiter zu gehen, waren wir nicht manchmal sehr überrascht über unsere eigenen Reaktionen auf unerwartete Situationen, obwohl wir so viel über uns selbst gelernt haben?

Ein grundlegender Respekt für die Funktionsweise der Seele und der menschlichen Natur, der zu jeder wirklichen Einsicht in ihre Gesetze und ihre Ökonomie gehört, beinhaltet auch ein ehrliches Realisieren unserer eigenen Grenzen, und doch bildet er zugleich das einzige Fundament für unsere Überzeugung von der kurativen Macht der Psychoanalyse.

Diese bescheidene und gleichzeitig vertrauensvolle innere Einstellung ist der beste Schutz vor Macht- und Überlegenheitsgefühlen und vor jeglicher Tendenz, rasche oder magische Ergebnisse erzielen zu wollen, wenn wir zum Beispiel versuchen sollten, unseren Patienten zu einem Menschen zu machen, wie wir ihn gerne hätten, oder Befriedigung daraus zu ziehen, ihn zu beeindrucken oder sich ihm überlegen zu fühlen, oder ihn zu beruhigen oder sogar ihm nachzugeben usw. All diese Bestrebungen führen die Arbeit zwangsläufig in die Irre.

Freuds Entdeckung der Übertragung

Nach einigen wenigen Anmerkungen über die analytische Haltung möchte ich jetzt genauer auf das Phänomen eingehen, das mit dieser Haltung so eng verknüpft ist, nämlich die Übertragungssituation.

Vielleicht ist es gut, sich daran zu erinnern, wie stark die Entwicklung sowohl der Theorie wie der Technik der Psychoanalyse auf Freuds Entdeckung der Übertragung beruhte. In Zusammenarbeit mit Breuer wandte Freud, wie Sie wissen, zunächst die Hypnose und die kathartische Methode an, um dem Patienten die Abfuhr von Affekten zu ermöglichen, die im Zusammenhang mit bestimmten Erfahrungen unterdrückt worden waren. Als er den ätiologischen Anteil der Sexualität an der Neurose erkannte, gab er die Hypnose und die kathartische Methode auf und änderte seine Behandlungstechnik. In seiner autobiographischen *Selbstdarstellung* erwähnt Freud (1925d [1924], S. 52) das Beispiel einer Patientin, die sehr gut auf die kathartische Methode reagiert hatte, dann aber, als sie nach der Affektabfuhr aus der Hypnose erwachte, ihre Arme um seinen Hals schlang. Obwohl die Behandlung dieser Patientin nicht fortgesetzt wurde, realisierte Freud anhand dieser und anderer Beobachtungen, dass die persönliche affektive Beziehung zum Arzt mächtiger war als die kathartische Arbeit. Dieses frühe Verstehen der Bedeutung der affektiven Beziehung zum Arzt war der Ausgangspunkt seiner Entdeckung der Übertragungssituation. Nachdem er wegen dieser Erkenntnis die Hypnose und die kathartische Methode aufgegeben und die zuvor erwähnte theoretische Entdeckung gemacht hatte, führte er die Technik der freien Assoziation ein, wenn auch natürlich noch nicht ganz in der Form, wie sie später entwickelt wurde. Obwohl das Unbewusste auch schon bei der kathartischen Methode eine gewisse Rolle gespielt hatte, begann Freud erst, nachdem er diese Methode aufgegeben hatte, das Unbewusste, wie er sich ausdrückte, wirklich ernst zu nehmen. Ausgelöst durch diese Veränderung seiner Behandlungstechnik entdeckte Freud in den Jahren zwischen 1895 und 1900 den Widerstand, die Verdrängung und das Vorhandensein von Wunschphantasien im Seelenleben.

Die Revision der Verführungstheorie und ihre Auswirkung auf die Behandlungstechnik

Diese Entdeckungen, die selbst ein Ergebnis der Weiterentwicklung der Behandlungstechnik waren, brachten wiederum die Behandlungstechnik weiter. Als Beispiel kann man eine dieser Entdeckungen nehmen: die Wunschvorstellungen. Zunächst, schreibt Freud, habe er den Fehler gemacht, die sexuellen Erlebnisse, die ihm seine Patientin mitteilte (zum Beispiel vergewaltigt oder verführt worden zu sein usw.), für bare Münze zu nehmen. Er entdeckte bald, dass dem nicht so war. Weit davon entfernt, diese Berichte nun als Lügen aufzufassen, stellte er vielmehr fest, dass ihnen ganz bestimmte Wünsche zugrunde lagen, aus denen heraus die Patientinnen bestimmte Phantasien entwickelt hatten. Man kann sich gut vorstellen, dass diese Entdeckung seine Haltung und seinen Umgang mit seinen Patienten nachhaltig beeinflusste. Zum Beispiel trifft es wahrscheinlich zu, dass ein gewisses Misstrauen auf Seiten des Analytikers – verknüpft mit dem Versuch, etwas für wahr zu halten, an dem er zumindest teilweise Zweifel haben musste – verschwand, als er erkannte, dass die Phantasien etwas Wahres enthielten und für sich genommen für die Arbeit höchst wertvoll waren. Freud schreibt selbst, dass es diese Erkenntnis war – und, so möchte ich hinzufügen, auch die Veränderungen, die sich im Zuge dieser Erkenntnis in seiner Behandlungstechnik ergeben hatten –, die ihn die umfassende Bedeutung der kindlichen Sexualität entdecken ließ und dann, noch einen Schritt weiter, auch die umfassende Bedeutung der Ödipussituation.

Meines Erachtens kann man zu Recht vermuten, dass diese Entdeckungen wiederum einen großen Unterschied für die Behandlungstechnik mit sich brachten. Sein Wissen, dass der Patient seinen Vater aus diesem oder jenem Grund hasst, und dass dieser Hass sich im Zusammenhang mit der speziellen Verbindung zum Analytiker und in spezifischen Situationen melden muss, ein Wissen, das natürlich eng mit dem wachsenden Verstehen der Übertragungssituation verknüpft ist, muss im Analytiker eine andere Antwort auf diese Gefühle und Situationen ausgelöst und darum seine Deutungen beeinflusst haben, nicht nur hinsichtlich ihres Inhalts, sondern auch hinsichtlich der Art und Weise, wie er sie vermittelte. Dies wiederum ermöglichte dem Analytiker, mehr und mehr Details der Ödipussituation zu erfahren. So kam wahrscheinlich das Wissen um die negative Ödipussituation zustande.

Ich habe schon erwähnt, dass das wachsende Verstehen der Übertragungssituation eine andere Art von Reaktion im Analytiker mit sich brachte. Ich werde später anhand von Beispielen zeigen, wie selbst ein geduldiger und verständnisvoller Analytiker in der Ära vor diesem neuen Wissen um die Übertragung zwangsläufig anders auf den Hass und die Vorwürfe usw. des Patienten reagieren musste, als es jetzt der Fall ist. Jetzt, wo der Analytiker die Übertragungssituation versteht, kann er eher auf Abstand bleiben und an einer wissenschaftlichen Orientierung festhalten, weil er versteht, dass diese Gefühle eine notwendige Folge der Übertragung sind. Das beeinflusst seine Gegenübertragung und macht es ihm leichter, die negative Übertragung auszuhalten, weil er die Übertragungsphänomene versteht und respektiert.

Für uns ist die Übertragung ein so vertrautes Konzept, dass uns eine Zeit, in der man nichts darüber wusste, schwer vorstellbar ist. Wie Sie wissen, haben Freud und Breuer zunächst zusammengearbeitet und gemeinsam die *Studien über Hysterie* (1895d) verfasst. Breuer hatte sich aus der gemeinsamen Arbeit zurückgezogen, als er, wie Freud später schloss, gemerkt hatte, dass sich seine Patientin in ihn verliebt hatte. Freud verstand jedoch sehr bald, dass Gefühle dieser Art nicht ihm persönlich galten. Wenn man sich die Tatsache in Erinnerung ruft, dass man zuvor nichts über derartige Dinge wusste, ist es ein bemerkenswertes Stück Einsicht, dass Freud in der Lage war, das zu erkennen.

Ich habe bereits die Patientin Freuds erwähnt, die nach dem Erwachen aus der Hypnose ihre Arme um seinen Hals schlang. Er hatte, wie es scheint, sofort vermutet, dass diese Liebesgefühle eine bestimmte Ursache hatten und nicht spezifisch ihm galten. Er schreibt in seiner *Selbstdarstellung*: »Ich war nüchtern genug, diesen Zufall nicht auf die Rechnung meiner persönlichen Unwiderstehlichkeit zu setzen und meinte, jetzt die Natur des mystischen Elements, welches hinter der Hypnose wirkte, erfaßt zu haben« (Freud, 1925d [1924], S. 52). Wenn er über die Gründe spricht, die ihn die Hypnose aufgeben ließen, erwähnt er vor allem zwei Bedenken gegen ihre Anwendung, selbst wenn die Hypnose im Dienste der Katharsis steht: (a) selbst die schönsten Resultate waren plötzlich wie weggewischt, wenn sich das persönliche Verhältnis des Patienten zum Arzt getrübt hatte; und

(b) das bereits erwähnte Erlebnis, als eine Patientin ihre Arme um seinen Hals schlang. Beides führte zu Schlussfolgerungen über die Natur der Übertragung. Im Lichte späterer Erkenntnisse ist es klar, dass diese beiden Gründe für das Aufgeben der Hypnose eng miteinander verknüpft sind, und sie weisen darauf hin, dass er bereits eine gewisse Einsicht in Übertragungsgefühle gewonnen hatte.

Die Auswirkungen der Übertragung auf die Behandlungstechnik

Der nächste Schritt war dann, dass Freud in seiner Behandlungstechnik von der Übertragung Gebrauch machte und dass er verstand, dass Übertragungsgefühle eine Wiederholung kindlicher Gefühle waren, die in der Beziehung zu ihm wiederbelebt worden waren. Natürlich konnte er dies nur erfassen, weil er bereits weitere Entdeckungen über das Unbewusste gemacht hatte, aber andererseits eröffnete sich ihm der Weg zu einem umfassenderen Verstehen des Unbewussten und der kindlichen Sexualität, als er erkannt hatte, welche Rolle frühe kindliche Gefühle in der Übertragungssituation spielten. Wenn man von seinen Ausführungen in seiner *Selbstdarstellung* (1925d [1924]), in seiner Arbeit »Zur Geschichte der psychoanalytischen Bewegung« (1914d) und anderen Schriften ausgeht, könnte man schließen, dass in Freuds Werk das Verstehen der Übertragung für ihn immer wieder der Weg war, um tiefer in das Unbewusste vorzudringen.

Die beiden Grundlagen:
Die Übertragung und das Verstehen des Unbewussten

Das Verstehen der Übertragungssituation ist unser »Sesam öffne dich«, und jedes Mal, wenn wir uns der Psyche eines Patienten nähern, öffnet sich damit das Unbewusste für uns. Aber wir müssen dann auch bedenken, dass wir diesen Weg bis zum Ende weitergehen sollten. Was bei der analytischen Arbeit zählt, ist nach meiner Erfahrung das Unbewusste. Die Analyse baut auf der Entdeckung des Unbewussten auf, und alles, was wir über die Persönlichkeit erfahren haben, beruht darauf, wie wir die Wirkungsweise des Unbewussten verstanden haben. Wenn wir nicht aus dem Blick verlieren, dass das Unbewusste unsere wichtigste Leitstelle ist, werden wir auch in der Lage sein, das Bewusste zu erforschen und ganz zu verstehen. Eines der Hauptanliegen dieser Vorlesungsreihe wird sein, Ihnen zu zeigen, dass die Übertragungssituation und die Erkundung des Unbewussten die beiden Grundlagen sind, an denen sich unsere Behandlungstechnik kontinuierlich orientiert und dass es zwischen beiden sogar eine ständige Wechselwirkung gibt. Nicht nur gelangen wir zum Unbewussten, indem wir die Übertragungssituation analysieren, sondern darüber hinaus bringt ein wirkliches Verstehen der Übertragungssituation und deren richtige Handhabung das wahre Wissen um das Unbewusste mit sich und basiert darauf.

Wenn mich also jemand fragen würde, was der Hauptunterschied zwischen der Psychoanalyse und irgendeiner anderen psychotherapeutischen Methode sei, wäre ich geneigt zu sagen, dass der Unterschied in der analytischen Auffassung der Übertragungssituation besteht und der Art und Weise, wie dieses Verstehen für unsere Arbeit genutzt wird. Man könnte noch weiter gehen und sagen, dass das mehr oder weniger vollständige Verstehen der Übertragungssituation, und ihre mehr oder weniger korrekte Handhabung, ein wichtiges Kriterium für die Qualität der analytischen Arbeit sind.

Übertragungen wurzeln in der Vergangenheit und werden in der Gegenwart ausgelebt

In seinem »Bruchstück einer Hysterie-Analyse« (1905e [1901]) definiert Freud die Übertragungssituation folgendermaßen:

> »Was sind die Übertragungen? Es sind Neuauflagen, Nachbildungen von den Regungen und Phantasien, die während des Vordringens der Analyse erweckt und bewußt gemacht werden sollen, mit einer für die Gattung charakteristischen Ersetzung einer früheren Person durch die Person des Arztes. Um es anders zu sagen: eine ganze Reihe früherer psychischer Erlebnisse wird nicht als vergangen, sondern als aktuelle Beziehung zur Person des Arztes wieder lebendig« (Freud, 1905e [1901], S. 279f.).

Diese Definition beschreibt einen fundamentalen Aspekt dieses ungewöhnlichen Phänomens perfekt. Die Tatsache, dass alle Gefühle und Phantasien des Patienten, die er in Bezug auf den Analytiker erlebt, in seiner Vergangenheit wurzeln und sich jetzt auf den Analytiker konzentrieren, ist gewissermaßen das Gerüst der Übertragungssituation.

Lassen Sie uns nun betrachten, wie die Übertragungsphänomene entstehen und sich weiterentwickeln. Wir wissen – und die Geschichte aller unserer Patienten bestätigt es –, dass die frühesten Objektbeziehungen alle späteren Beziehungen auf die eine oder andere Weise prägen und dass das Individuum seine frühen Gefühle und Phantasien auf neue Objekte überträgt und dazu neigt, bestimmte frühe Situationen ein Leben lang zu wiederholen. Bei neurotischen, und mehr noch bei psychotischen, Menschen kann man oft deutlich sehen, dass sie in ihren Beziehungen zu anderen Menschen auf wenige Typen festgelegt sind, was sowohl für die Wahl der Objekte wie der Situationen gilt, auf die sie reagieren und denen gegenüber sie ihre Liebes- oder Hassgefühle, ihre Abneigung oder Ängste, zum Ausdruck bringen: Sie sind gewissermaßen die Repräsentanten bestimmter Figuren und Situationen aus ihrer frühen Kindheit. In diesen Fällen gibt es meistens auch eine begrenzte Anzahl spezifischer Situationen, die ständig wiederholt werden. Aber auch bei normalen Individuen, die überwiegend gute Beziehungen zu anderen Menschen haben und deren Leben nicht von dem Drang beherrscht wird, bestimmte Situationen zu wiederholen, entdeckt man in der Analyse, dass sie zwar über ein größeres Spektrum verfügen, aber doch in einem gewissen Umfang an Konstellationen von Figuren, Situationen und Verhaltensweisen aus ihrer frühen Kindheit festhalten, die ihre Beziehungen zu anderen sowie ihre Erfahrungen beeinflussen.

Diese Tatsachen bezüglich der Übertragung lassen sich nur dann ganz verstehen, wenn man die Art der frühen Objektbeziehungen untersucht. Hier kann ich unser Wissen nur in der Feststellung zusammenfassen, dass sich unsere Liebes- und Hassgefühle von Anfang an auf ein und dasselbe Objekt beziehen. Die Mutter – und ihre Brust und ihre Milch – ist das erste Liebesobjekt, aber auch das erste Hassobjekt, wenn sie Frustrationen verursacht, sodass sowohl die Liebesgefühle wie die Angst vor Vergeltung auf sie gerichtet sind. Wir spalten dann diese Mutter, die sowohl begehrt und geliebt als auch gehasst und gefürchtet wird, sozusagen in zwei Mütter auf, in eine gute und eine böse Mutter. Aber es gibt auch eine starke Tendenz, diese beiden Aspekte wieder zusammenzufügen und die böse Mutter zu modifizieren, indem sie bis zu einem gewissen Grad wieder mit der guten Mutter kombiniert und ein Kompromiss gefunden wird. Während der gesamten Entwicklung und bis zu einem gewissen Grad ein Leben lang teilen wir also auf und fügen wieder zusammen. Und all das machen wir zunächst in der Beziehung zu unseren frühesten Objekten, dem tatsächlichen Vater und der tatsächlichen Mutter; zum Teil auch in der Beziehung zu unseren »inneren Objekten«, den Bildern von Vater, Mutter usw., die wir in uns tragen, unseren Imagines.

Aus all diesen Gründen und auch noch aus weiteren hat jedes Individuum sowohl die starke Neigung, einige Figuren zu externalisieren und andere zu internalisieren, als auch die Neigung, seine Liebe, seine Schuldgefühle und seine Wiederherstellungswünsche auf die einen zu richten und seinen Hass, seine

Abneigung, seine Ängste auf andere, also für seine Imagines unterschiedliche Repräsentanten in der Außenwelt zu finden, um so den Druck, unter dem es steht, immer wieder zu mildern. Diese Mechanismen, die eine fundamentale Bedeutung für die Entwicklung von Objektbeziehungen haben, liegen auch den Übertragungsphänomenen zugrunde.

Die Übertragung auf den Analytiker unterscheidet sich von der Übertragung in anderen Beziehungen, insofern die Analyse durch die Prozesse, die sie in Gang setzt, sowohl den Drang des Patienten zu übertragen verstärken kann als auch bewirkt, dass sich diese Gefühle um den Analytiker kristallisieren, was dazu führt, dass sie sich stärker und klarer manifestieren. Sobald es, wie auch immer, zu dieser Situation gekommen ist, sich die analytische Situation also hergestellt hat, nimmt der Analytiker den Platz der ursprünglichen Objekte ein, und der Patient benutzt für die Gefühle und Konflikte, die jetzt mit dem Analytiker verknüpft sind, dieselben Mechanismen wie in der ursprünglichen Situation. Aber die Übertragung ist nicht nur eine Wiederbelebung oder das Aufrühren einer alten Situation. Die neue Situation (die Beziehung zum Analytiker) ist sehr real und alles andere als gespielt. Unbewusste Konflikte gibt es immer. Sie können sehr intensiviert werden, sind aber nie wirklich außer Kraft gesetzt.

Die positive und die negative Übertragung: Liebe und Hass in der Beziehung zum Analytiker

Wenn ich jetzt von diesen allgemeinen Betrachtungen zu speziellen Aspekten der Übertragungsphänomene übergehe, möchte ich zunächst über die Liebes- und Hassgefühle des Patienten sprechen, die sich auf den Analytiker beziehen, also über seine positive und negative Übertragung. Auch hier haben wir es wieder mit der Situation zu tun, dass zweierlei Gefühle ein und derselben Person gelten.

Viele Jahre lang wurde die positive Übertragung viel mehr beachtet als die negative Übertragung. Dass die Bedeutung der negativen Übertragung nicht so genau untersucht und verstanden wurde, zeigt sich zum Beispiel an der früher weit verbreiteten Auffassung, dass manche Arten von Patienten nicht analysierbar seien, weil sie keine Übertragung entwickeln könnten, womit vor allem gemeint war, dass sie keine positive Übertragung entwickelten.

In den letzten Jahren führte die Beschäftigung (vor allem in England) mit aggressiven Regungen und Phantasien in der Analyse kleiner Kinder zu einer radikalen Veränderung in der Bewertung der negativen Übertragung. Vielleicht war es unvermeidlich, dass die Erkenntnis der fundamentalen Bedeutung früher sadistischer Neigungen und Phantasien für psychische Störungen, und damit auch für die Bedeutung der Analyse der negativen Übertragung für die Therapie, zeitweise dazu führte, dass die positive Übertragung vernachlässigt wurde. Tatsächlich war eine derartige Tendenz in den letzten Jahren bei einigen Analytikern deutlich zu beobachten. Manchmal wirkte es, als gäbe es außer Hass und Aggression nicht viel anderes zu analysieren.

Sollen wir daraus schließen, dass die den aggressiven Regungen geltende Arbeit zu einer Überbewertung der Bedeutung der negativen Übertragung geführt hat? Meine Antwort auf diese Frage wäre ein sehr emphatisches »Nein«. Meines Erachtens entstand die Schwierigkeit, sowohl der positiven wie der negativen Übertragung in vollem Umfang gerecht zu werden, nicht daraus, dass eine der beiden überbewertet wurde. Sie beruht vielmehr auf einem unzulänglichen Verstehen der tiefreichenden Verbindung zwischen positiven und negativen Gefühlen. Die richtige Perspektive in dieser Hinsicht und damit auch in Bezug auf seelische Prozesse und die Persönlichkeitsentwicklung insgesamt stand nicht zur Verfügung, bevor nicht der Zugang zu den tiefsten Seelenschichten gefunden war. Wenn wir genauer betrachten, wie die positive Übertragung früher verstanden wurde, stellen wir fest, dass sie sich fast ausschließlich auf libidinöse Regungen bezog. Aber wenn wir unser neueres Konzept der positiven Übertragung zu definieren versuchen, stehen wir vor einer extrem schwierigen Situation, einer Situation, die nur im Licht unseres Wissens über aggressive Regungen, Schuldgefühle und Wiedergutmachungsbestrebungen in Verbindung mit libidinösen Regungen zu verstehen ist.[4]

Trauer, Schuldgefühle und Angst als Teil der komplexen Beziehung, die wir Liebe nennen

Alle Liebesgefühle beginnen mit den libidinösen Regungen, insbesondere der libidinösen Bindung an die Mutter (ihre Brust), und schon zu Beginn der Entwicklung sind sowohl Hass und Aggression wirksam wie auch die machtvollen libidinösen Bestrebungen. Wenn der Säugling in der Lage ist, seine Mutter als eine ganze Person wahr- und in sich aufzunehmen, und wenn aus der libidinösen Bindung an ihre Brust Liebesgefühle für sie als Person geworden sind, wird er

4 An dieser Stelle hat Klein eine Anmerkung eingefügt: »Führe die depressive Position als großen Anreiz für den Versuch ein, Substitute zu finden, und damit als Anreiz, eine Übertragung zu entwickeln. Nicht alle Eier sollten im selben Korb landen.«

zum Opfer sehr konfliktträchtiger Gefühle. Nach meiner Auffassung erlebt der Säugling Trauer-, Schuld- und Angstgefühle, wenn ihm bis zu einem gewissen Grad klar wird, dass das von ihm geliebte Objekt dasselbe ist wie das Objekt, das er hasst und angegriffen hat und auch weiter in seinem unkontrollierbaren Sadismus und seiner Gier angreifen wird, und dass Trauer, Schuldgefühle und Angst ein ganz wesentlicher Teil der komplexen Objektbeziehung sind, die wir Liebe nennen. Diese Konflikte sind es, aus denen der Wunsch nach Wiedergutmachung erwächst, der nicht nur ein starkes Motiv für Sublimierungen ist, sondern auch ein Teil der Liebesgefühle, die er sowohl qualitativ wie quantitativ beeinflusst.

Liebe, die unter Hass begraben ist, und Hass, hinter dem sich Liebe verbirgt

Wenn wir, wie von mir vorgeschlagen, in diesen frühesten Konflikten zwischen Liebe und Hass eine zentrale Position in der Entwicklung sehen, können wir die tief verwurzelte Verbindung zwischen positiver und negativer Übertragung besser verstehen. Um der unerträglichen Last von Trauer, Schuldgefühlen und Angst zu entkommen, die in der Beziehung zu geliebten und gefährdeten Objekten, sowohl inneren wie äußeren, empfunden werden, versucht das Ich sich abzuwenden und seine Liebe umzulenken, da sein Leiden zum Teil eine Folge seiner Liebe ist. Eine bemerkenswerte Möglichkeit dies zu erreichen, besteht darin, den Hass und Groll auf die Objekte zu verstärken, oder anders gesagt, die projektiven Mechanismen zu verstärken. Nach meiner Erfahrung können wir nicht einschätzen, wie viel Liebe oder Hass in einer Person wirksam ist, bevor wir nicht verstanden haben, auf welche Weise Liebe unter Hass begraben werden kann und welche Maßnahmen gegen diesen Hass entwickelt wurden.

Der Tatsache, dass Hass unter Liebe verborgen wird, was man als Überkompensieren bezeichnet, hat in der Analyse immer viel Beachtung gegolten; aber die volle Bedeutung eines Kerns von Liebe, die unter Hass begraben wird und der sich daraus ergebenden Implikationen ist bis vor Kurzem nicht hinreichend verstanden worden. Sie sehen jetzt, was ich meinte, als ich sagte, ein besseres Verständnis der aggressiven Regungen und Phantasien ermögliche es uns, Liebe und Hass und damit auch die positive und die negative Übertragung wirklich zu verstehen, denn nur wenn wir die frühe Wechselwirkung zwischen Liebe und Hass einbeziehen sowie die Faktoren, die für den Teufelskreis aus Hass, Angst, Schuldgefühlen und gesteigerter Aggression verantwortlich sind, können wir uns ein klares Bild sowohl von Liebe wie von Hass machen.

Ich habe festgestellt, dass das Verstehen der frühesten Verknüpfung zwischen Liebe und Hass für ein umfassendes Verstehen der Übertragungssituation und ihrer Verwendung in der analytischen Arbeit entscheidend ist. Deshalb habe ich zunächst diese Frage behandelt, bevor ich in meinen nächsten beiden Vorlesungen auf verschiedene Aspekte der Übertragungssituation genauer eingehe.

Spätere Ergänzungen zur Ersten Vorlesung[5]

Die Auswirkung der Theorie auf die Behandlungstechnik: Freuds Entdeckung der unbewussten Schuldgefühle und die Theorie des Überichs

Ein Beitrag zur Theorie ist nur dann wertvoll, wenn er langfristig die Entwicklung der Technik voranbringen kann. Meines Erachtens hat die Technik solange kontinuierliche Fortschritte gemacht, wie sie mit der Theorie Schritt halten konnte. Dann gab es allerdings, wie ich finde, einen Punkt, an dem diese enge Wechselbeziehung zwischen Theorie und Technik nicht aufrechterhalten werden konnte. Merkwürdigerweise geschah dies nach einer der weitreichendsten Entdeckungen, die Freud jemals gemacht hat, einer Entdeckung, die für die weitere Entwicklung der Psychoanalyse von allergrößter Bedeutung war. Ich denke hier an Freuds Entdeckung der unbewussten Schuldgefühle, eine Konzeption, die er bald darauf zur Theorie des Überichs weiterentwickelte (Freud, 1916d, 1920g, 1923b).

Etwa zur selben Zeit bestätigte und ergänzte Abraham in seinem »Versuch einer Entwicklungsgeschichte der Libido« (1924) Freuds Entdeckungen. Er ging dann bei seiner Untersuchung der tiefsten Seelenschichten noch einen großen Schritt weiter und lieferte in seinem neuen Beitrag zum Verstehen des oralen Sadismus und der frühen anal-sadistischen Ebene, wie er sie nannte, eine wichtige Ergänzung. Im Rückblick kann man sehen, dass diese Entdeckungen den Auftakt zu einer neuen Epoche in der Geschichte der Analyse bildeten. Die neuen

5 Dies ist die umfangreichste Ergänzung aus C53. Hier kommt Kleins Überzeugung zum Ausdruck, dass viele zeitgenössische Psychoanalytiker die Analyse der unbewussten Schuldgefühle vernachlässigt hätten. Sie argumentiert, dass sie und ihre Anhänger deren Bedeutung jedoch voll und ganz erkannt hätten und deshalb destruktive Regungen mit der Existenz eines verfolgenden Überichs verknüpfen konnten. Darüber hinaus vertritt sie, dass ein gutartiger Kreislauf entstehen kann, in dem Wiedergutmachungswünsche die Verfolgungsgefühle modifizieren, wenn unbewusste Schuldgefühle toleriert werden können.

Erkenntnisse, die ein Ergebnis dieser Entdeckungen sind, werden noch für viele Jahre unsere Arbeit bestimmen, und ihre Konsequenzen lassen sich noch nicht absehen.

Das Versäumnis, die Überich-Theorie mit der Technik zu verknüpfen

Trotz der herausragenden Bedeutung dieser Entdeckungen entsprach ihr Einfluss auf die Technik und, mehr noch, auf die Fortschritte der Therapie – allgemein gesprochen – meiner Ansicht nach noch auf Jahre hinaus nicht dem ihnen zukommenden Stellenwert. Die in der Folgezeit erscheinende Literatur über das Überich hatte praktisch keine Auswirkungen auf die Technik, und umgekehrt wurde in Arbeiten zur Technik, die nach diesen Entdeckungen veröffentlicht wurden, anscheinend kein Zusammenhang mit ihnen hergestellt.

Ich meine allerdings, dass diese Schriften keineswegs unbeeinflusst waren von Freuds großen Entdeckungen. Aber dieser Einfluss hatte sie angesichts der überwältigenden Probleme, die sich aus ihnen ergaben, auf Nebengleise oder sogar in die entgegengesetzte Richtung geraten lassen.

Als Beispiel nenne ich zwei inhaltlich und thematisch sehr unterschiedliche Schriften: Ferenczis und Ranks Buch *Entwicklungsziele der Psychoanalyse* (1924) und Alexanders Arbeit »Metapsychologische Darstellung des Heilungsvorganges« (1924). Sie wurden beide 1924 verfasst, also kurz nachdem Freuds Arbeit »Das Ich und das Es« (1923b) und wenige Jahre, nachdem *Jenseits des Lustprinzips* (1920g) erschienen waren.

In Ferenczis und Ranks Buch über Behandlungstechnik wird Freuds neue Entdeckung nicht auf die Technik angewandt, stattdessen werden Modifizierungen der Technik auf ganz anderen Gebieten vorgeschlagen; zum Beispiel wird die Bedeutung der Affektabfuhr als eines wichtigen Mittels der analytischen Therapie betont. Meiner Ansicht nach führt dies von den Problemen des Überichs in gewisser Weise zurück zur alten Katharsis. Alexander baut seine Arbeit auf Freuds neuer Entdeckung auf und spricht sich für eine radikale Aufhebung des Überichs aus. Das Ich sollte durch die Analyse in die Lage versetzt werden, alle Funktionen des Überichs zu übernehmen. Das ist eine ziemlich spekulative Vorstellung, die nicht organisch aus der praktischen Arbeit erwachsen ist und weder zur Weiterentwicklung der Technik beigetragen noch sie in irgendeiner Weise beeinflusst hat.[6] Diese Idee ist nur eine von mehreren, die sich nicht organisch aus der prakti-

6 Eine Version dieser Idee findet sich vielleicht in Brittons Diskussion der »Emancipation of the ego from the super-ego« (Britton, 2003).

schen Arbeit ergeben haben. Für Alexander scheint die Abschaffung des Überichs wünschenswert gewesen zu sein; bei anderen löste diese Möglichkeit eher die Befürchtung aus, dass Moralvorstellungen zu sehr geschwächt werden könnten. Es gab auch die Sorge, dass insbesondere bei Kindern das Überich durch die Analyse zu sehr geschwächt werden könnte.

Das Verstehen des Überichs und die Auswirkungen auf die Technik

Es stimmt, dass man erwarten würde, es könnte viel Zeit in Anspruch nehmen, Freuds Entdeckung des Überichs durchzuarbeiten. Aber dieser Assimilierungsprozess braucht nicht nur viel Zeit. Freuds Konzeption des Überichs als Forderungen und Verbote der Eltern in uns eröffnete neue Wege zu völlig unerforschten Tiefen und den Wurzeln des Seelenlebens. Aber solange diese Tiefen nicht gründlicher erforscht waren, konnte seine große Entdeckung nicht hinreichend absorbiert und genutzt werden.

Dank des besseren Verstehens der Struktur des Überichs können wir jetzt sehen, dass sein Kern aus sehr primitiven Imagines gebildet wird, die in der Psyche des kleinen Säuglings wirksam sind; furchteinflößende Figuren, die verschlingen und verfolgen. Aber als wir tief genug in das Unbewusste vorgedrungen waren, um diese Figuren zu entdecken, brachte unsere Arbeit auch völlig andere Imagines ans Licht, hilfreiche, befriedigende und beruhigende Figuren, die wir unter der Bezeichnung »gute« Objekte kennen und die ebenfalls von Beginn der Entwicklung an wirksam sind.

Sie sehen jetzt wahrscheinlich, warum ich über Dinge gesprochen habe, die sich vor über zehn Jahren ereignet haben und deshalb heute vielleicht nicht mehr so wichtig zu sein scheinen; aber diejenigen unter uns, die diese Entwicklungen miterlebt und ihre späteren Auswirkungen bzw. ihre fehlende Wirkung gesehen haben, können ihren Wert einschätzen und auf die zugrunde liegenden Motive schließen. Und solche Erfahrungen sind deshalb instruktiv, weil die Tendenz, vor dem Unbewussten zurückzuschrecken, in der Psychoanalyse immer wieder auftaucht. Und davor sollte sich jeder von uns hüten.

Sie wissen natürlich, dass in England die Arbeit an der Entstehung des Überichs weitergeführt wurde und dass die Erkenntnisse aus der Kinderanalyse auch in der Analyse von Erwachsenen bestätigt und weiterentwickelt wurden. Aber die Arbeit daran war im Wesentlichen auf dieses Land beschränkt, obwohl zweifellos einzelne Analytiker in anderen Ländern einige unserer Schlussfolgerungen zum Teil übernommen haben oder davon beeinflusst wurden. Was die analytische Bewegung als Ganze betrifft, kann man sagen, dass die Theorie des Überichs seit

Freuds ersten fundamentalen Entdeckungen nicht viele Fortschritte gemacht hat, und das ist meines Erachtens der Grund, warum diese Entdeckungen nicht hinreichend assimiliert wurden, oder *vice versa*.

Darüber hinaus hat dies, wie ich meine, nicht nur dazu geführt, dass die Weiterentwicklung der Technik aufgehalten wurde, sondern sogar bewirkt, dass ihre Fundamente bis zu einem gewissen Grad unterminiert wurden. Wir wissen um die besondere Natur unserer Arbeit. Alles, was unser Unbewusstes stark aufwühlt, muss unsere Arbeit in der einen oder anderen Weise beeinflussen, sie entweder weiterbringen oder zurückwerfen. Um eine bekannte Redensart abzuwandeln: Was nicht für unsere Arbeit ist, ist gegen sie. Ausgehend von meinen Beobachtungen möchte ich sagen, dass die Arbeit einiger Analytiker besser und erfolgreicher war und auf festeren Füßen stand, solange die Analyse sich vor allem mit der Ödipussituation und der Beziehung zu den realen äußeren Eltern beschäftigte.

Ich muss diese Feststellung natürlich sofort einschränken, denn wenn man objektiv die Möglichkeiten der Therapie vor der Entdeckung des Überichs mit dem Stand unseres jetzigen Wissens vergleicht und den jeweils besten Standard zugrunde legt, sind unsere therapeutischen Fähigkeiten zweifellos enorm gewachsen, sowohl hinsichtlich der Art der Fälle, die jetzt behandelt werden können als auch hinsichtlich der Verbesserungen, die sich in jedem einzelnen Fall erreichen lassen. Aber das trifft nur dann zu, wenn neues Wissen gut assimiliert wurde.

Die Ursprünge eines strengen Überichs

Die Konzeption dieser furchterregenden Stimmen in uns, die uns kritisieren und ermahnen, ist sehr gut in der Lage, an unsere eigenen Ängste zu rühren, was unsere Arbeit nicht verbessert, sondern stört. Natürlich können manche Menschen von diesem Wissen durchaus Gebrauch machen. Aber auch das birgt Gefahren. Zum Beispiel hat die Entdeckung, dass die Strenge und Grausamkeit der realen Eltern sich auf die Strenge des Überichs auswirkt, ein völlig neues Licht auf die Schädlichkeit einer strengen Erziehung geworfen. Aber da nur dieser eine Aspekt des Ursprungs des Überichs berücksichtigt wurde und die Bedeutung des kindlichen Phantasielebens und der damit einhergehenden intrapsychischen Vorgänge insgesamt nicht verstanden wurde, waren einige Schlussfolgerungen aus diesem eingeschränkten Wissen nicht nur einseitig, sondern geradezu falsch. Denn es wurde daraus geschlossen, dass Patienten mit einem strengen Überich wahrscheinlich nicht durch die Analyse geheilt werden könnten. Es wurde angenommen, dass ein strenges Überich auf tatsächlich strenge Eltern zurückzuführen sei, und da die Vergangenheit nicht ungeschehen gemacht werden konnte, war die Prognose für Patienten mit einem strengen Überich in bestimmten Kreisen sehr pessimistisch.

Ich weiß zum Beispiel von einem führenden Analytiker in Berlin, der noch vor etwa sechs Jahren in einer Reihe von Vorlesungen die Ansicht vertrat, Menschen, die eine sehr strenge Erziehung genossen hatten, könnten nicht Analytiker werden. Es ist klar, dass derartig pessimistische Ansichten sich auch nachteilig auf die Technik auswirken mussten. Die Prognose für eine Therapie ist natürlich viel besser, wenn verstanden wird, dass die Strenge des Überichs vor allem mit dem Phantasieleben des Kindes zusammenhängt und den damit verknüpften intrapsychischen Prozessen.

Wegen der Tatsache, dass das neue Wissen nicht hinreichend assimiliert worden war, wurden Schwierigkeiten und Zweifel der unterschiedlichsten Art geäußert, die bei einer Reihe von Leuten dazu führten, dass ihre Arbeit weniger befriedigend war. Meines Erachtens waren es Zweifel dieser Art und Unzufriedenheit mit der Arbeit, die im Wesentlichen dafür verantwortlich waren, dass Modifikationen der Technik vorgeschlagen wurden, die, wie ich schon gesagt habe, von den neuen und überwältigenden Problemen wegführten.

Die Essenz dessen, was ich über die Entdeckung des Überichs in Verbindung mit der Technik gesagt habe, besteht darin, dass die Weiterentwicklung der Technik behindert wurde, weil die Arbeit nicht bis zu den Tiefen des Unbewussten vordrang, die durch die neuen Erkenntnisse zugänglich wurden. Was ich hervorheben möchte, ist, dass unser Ziel die bestmögliche Erforschung des Unbewussten sein sollte; und dass unser Mittel, um dieses Ziel zu erreichen, das Verstehen und die Handhabung der Übertragungssituation ist.

Sie werden sich an meinen Hinweis erinnern, dass Freuds Beobachtung der Bedeutung der affektiven Beziehung zwischen Patient und Arzt der erste wichtige Schritt zur Entdeckung der Übertragungssituation war. Auch war es teilweise diese Beobachtung, die ihn veranlasste, die Technik der freien Assoziation einzuführen, ein Schritt, mit dem die Psychoanalyse begann. Also war es in gewisser Weise sein Verstehen der Übertragung, das Veränderungen der Technik auslöste.[7]

---

7 Der Text scheint hier abrupt zu enden, ohne dass Kleins Ausführungen in eine Schlussfolgerung mündeten. Möglicherweise liegt dies daran, dass die letzte Seite der *Ersten Vorlesung* in C53 unleserlich war, wie Spillius herausfand.

Zweite Vorlesung: Aspekte der Übertragungssituation

Das Verteilen von Liebe und Hass

In der zweiten Hälfte meiner letzten Vorlesung habe ich mich mit den Ursprüngen des Übertragungsphänomens beschäftigt und zu zeigen versucht, in welcher Verbindung es zu den frühesten Objektbeziehungen steht, zu Liebe, Hass, Schuldgefühlen und Ängsten, die alle in der Verbindung zu ein und demselben realen Objekt erlebt wurden, in erster Linie der Mutter. Die Konflikte und schmerzlichen Empfindungen, die sich aus der Vermischung der auf dieses eine Objekt gerichteten Gefühle ergeben, das sehr bald zu einem inneren Objekt wird, sind ein wichtiger Grund für die fundamentale Tendenz des Individuums, einige Figuren zu externalisieren und andere zu internalisieren. Auf diese Weise kann es seine Liebe, seine Schuldgefühle, seine Neigung, sich auf einige Menschen zu beschränken, sowie seinen Hass, seine Abneigung, seine Ängste anderen gegenüber auf verschiedene Personen verteilen und unterschiedliche Repräsentanten für seine inneren Bilder in der äußeren Welt finden und so immer wieder den inneren Druck mildern.

Diese für die Entwicklung der Objektbeziehungen fundamentalen Mechanismen liegen auch den Übertragungsphänomenen zugrunde. Wenn wir in diesen frühesten Konflikten zwischen Liebe und Hass eine zentrale Position der Entwicklung sehen, verstehen wir meines Erachtens auch die tiefgreifende Verbindung zwischen positiver und negativer Übertragung besser. Denn nur, wenn wir uns der frühen Wechselwirkung zwischen Liebe und Hass bewusst sind und im Blick haben, welche Faktoren für den Teufelskreis aus Hass, Angst, Schuldgefühlen und gesteigerter Aggression verantwortlich sind, können wir uns ein klares Bild sowohl von der Liebe als auch vom Hass machen.

Es stimmt, dass schon Freud ein Konzept der Ambivalenz, bei der sich Liebe und Hass auf ein und dasselbe Objekt richten, entwickelt hatte, aber ich meine, dass dieses Konzept der Ambivalenz bei weitem nicht ausreicht, um die in meiner letzten Vorlesung beschriebene Komplexität dieser Gefühle und ihre enge Wechselwirkung zu erfassen.

Wenn unsere Arbeit in die tieferen Seelenschichten vordringt, werden wir die raschen Wechsel von Liebe zu Hass und *vice versa* verstehen, die wir besonders gut anhand der für das Unbewusste typischen Produktionen, also der Träume, kennen. Wenn wir uns bei unseren Erkundungen durch die Übertragungssituation leiten lassen und dabei immer die fluktuierende Beziehung zwischen dem Unbewussten und der Übertragungssituation in ihren unterschiedlichen Aspekten im Blick behalten, können wir beobachten, wie die im Unbewussten ablaufenden Prozesse und die mit ihnen verknüpften Phantasien durch äußere Einflüsse und die Realität modifiziert werden. Diese ständige Interaktion zwischen bewussten und unbewussten Vorgängen, zwischen Produkten der Phantasie und der Wahrnehmung der Realität, kommt in der Übertragungssituation umfassend zum Ausdruck. Hier sehen wir, wie tatsächliche Erfahrungen in phantasierte Situationen verschoben werden, von äußeren zu inneren Situationen (also der Objektwelt, die im Inneren errichtet wurde) und wieder zurück zu äußeren Situationen, die entweder in einer realistischen oder phantasierten Form auftauchen können. Diese Hin-und-Her-Bewegung, die ihre Stärke und Intensität den Tiefen verdankt, aus denen sie hervorgegangen ist und zu denen sie zurückkehrt, geht mit einem Austausch zwischen den realen und phantasierten, den äußeren und inneren Figuren einher, die der Analytiker repräsentiert.

Wir wissen schon lange, dass der Analytiker für den Vater, die Mutter oder andere Menschen aus der frühen Umwelt des Kindes stehen kann, dass der Patient ihm aber auch manchmal die Rolle seines Überichs oder seines Es zuschreibt. Aber auch hier ist die Sache viel komplizierter und subtiler, als oft angenommen wird. (Siehe die Beispiele, die in meiner Arbeit »Die Rollenbildung im Kinderspiel« [Klein, 1929a] diskutiert werden.)

Die komplexe Natur des Überichs in der Übertragung

Wir müssen uns daran erinnern, dass das Überich im Licht der neueren, in England erarbeiteten Erkenntnisse nicht nur eine Introjektion des Vaters oder der Mutter ist, sondern sich aus einer Reihe sehr unterschiedlicher Bilder zusammensetzt, die in verschiedenen Stadien der seelischen Entwicklung entstanden sind. Wenn wir sagen, der Analytiker spiele die Rolle des Überichs: Welche der Figuren aus dieser Vielfalt von Rollen spielt er dann in genau diesem Moment für den Patienten? Wir sehen, dass der Analytiker sich von Moment zu Moment verändern kann, von einer freundlichen Gestalt in einen Verfolger, von einer inneren Figur zu einer realen Person. Wenn wir die Struktur des Überichs wie von mir vorgeschlagen betrachten, können wir in der Übertragungssituation sehr feine Unterschiede zwischen den Rollen entdecken, die der Analytiker im Erleben des Patienten zu übernehmen hat, und können sehen, wie rasch diese Rollen wechseln.

Wenn wir andererseits von den realen Personen aus der Vergangenheit des Patienten sprechen, die jetzt der Analytiker für ihn repräsentiert, haben wir es ebenfalls wieder mit einer komplexen Situation zu tun. Denn das innere Bild der realen Person, zum Beispiel des Vaters des Patienten und der Beziehung zu ihm, die er jetzt in der Beziehung zum Analytiker wiederholt, ist keine exakte Darstellung, sondern durch projektive Mechanismen und idealisierende Veränderungen verzerrt.

Hier stoßen wir auf die wichtige Frage, welche Rolle die Realität und welche die Phantasie in der Analyse spielen. Wir können nicht gewissermaßen die Phantasie auf die eine Seite stellen und die Realität auf die andere, weil in jeder Phantasie viel Realität steckt und in jeder Realität viel Phantasie. Es gibt keine einzige Situation, keine einzige Erfahrung, die uns in der Analyse begegnet, die man nur für sich genommen betrachten kann, losgelöst von den jeweils in Verbindung mit dieser Erfahrung wirksamen Phantasien und losgelöst von den frühen Objekten. Andererseits gibt es in jeder Phantasie Verbindungen zu Erfahrungen aus frühen Entwicklungsstadien, und die Realität und äußere Reize haben zur Entstehung der Phantasien[8] beigetragen. Inwieweit Realität und Phantasie vermischt sind, lässt sich nur durch die Analyse der Übertragungssituation herausfinden, in der wir die Vergangenheit sowohl in ihren realen als auch in ihren phantasierten Aspekten entdecken können.

Die Übertragungssituation beeinflusst schon den Beginn einer Analyse

Wenn wir den fundamentalen Aspekt der Übertragungssituation, so wie Freud sie definiert hat, als Ausgangspunkt nehmen, können wir Schritt für Schritt weitere Tatsachen entdecken. Von dem Moment an, in dem der Patient das Behandlungszimmer betritt, steht meines Erachtens alles, was in ihm vorgeht, irgendwie in Verbindung mit der Übertragungssituation.[9] Wie schon erwähnt und allgemein bekannt, hat der Patient ein Leben lang unbewusst das Bedürfnis, bestimmte Situationen zu finden, in denen er frühe Empfindungen und Phantasien wieder und wieder wiederholen kann. Es ist nur natürlich, dass er die eine oder andere

---

8 Hier fügte Klein eine Anmerkung ein, als wollte sie sich selbst daran erinnern: »Körperliche Erfahrungen, tatsächliche Frustrationen, alle möglichen äußeren und inneren Reize als Basis und Teil der Entstehung von Phantasien.«

9 An dieser Stelle fügt Klein eine Anmerkung ein wegen der »Fragen von Dr. Schwartz: Wechselwirkung, Unbewusstes, Analyse des Patienten und die Übertragung.« Es ist nicht klar, wer Dr. Schwartz ist oder woran sie in diesem Zusammenhang dachte.

dieser wichtigen Situationen in seinem Unbewussten erneut erlebt, wenn er mit dem Analytiker in Kontakt kommt und eine Behandlung beginnt.[10]

Jeder Patient, der zur Behandlung kommt, bringt damit seinen Wunsch zum Ausdruck, dass es ihm besser gehen soll, weil für sein Gefühl etwas tief in seinem Inneren nicht stimmt mit ihm, seine Schlechtigkeit, Gefährlichkeit und so weiter. Oder manchmal steht das Erstgespräch mit dem Analytiker auch für Geständnisse, die der Patient schon sein ganzes Leben lang machen wollte (siehe Beispiele bei dem Patienten B). Auch hier kann dieses Gespräch für ihn ein Urteil über seine kindlichen Taten und Phantasien bedeuten, ein Urteil, das ihm für sein Gefühl seit seinen frühesten Tagen drohte und so weiter. Nebenbei bemerkt finden wir es bei jedem Fall wieder bestätigt, dass der Beginn einer Behandlung, oder sogar die Vorgespräche mit dem Analytiker, unbewusst eine alte und wichtige Situation wiederbeleben. Darüber hinaus entdecken wir – was auch immer die rationalen und bewussten Gründe für den Patienten waren, sich für eine Behandlung zu entscheiden –, dass es immer auch unbewusste und manchmal ganz andersgeartete Motive gibt, die ihn dazu veranlasst haben. Die frühen Empfindungen und Phantasien des Patienten, in denen diese Motive wurzeln, sind der Ausgangspunkt für die Figuren, die der Analytiker vom allerersten Moment der Behandlung an für ihn verkörpert.

Als ich davon sprach, dass die Übertragungssituation einsetzt, sobald der Patient das Behandlungszimmer betritt, wird Ihnen aufgefallen sein, dass ich einige Situationen mit einbezogen habe, die schon wiederbelebt werden und die Übertragungsgefühle in Gang bringen können, bevor der Patient dem Analytiker zum ersten Mal begegnet.

Eine ganz gewöhnliche erste Stunde mit Herrn B.: Seine Angst, abhängig zu werden

Um diese Verbindung zwischen einer besonderen Situation, beispielsweise besonderen Umständen, und Übertragungsgefühlen zu veranschaulichen, nehme ich hier das Beispiel einer ganz gewöhnlichen ersten Stunde mit einem Patienten.

Der Patient, Herr B., sprach zuerst über ein oder zwei Symptome, von denen er geheilt werden wollte. Dann kamen Klagen über seine Frau, die ihn nicht ge-

---

10 Hier fügt Klein die folgende Bemerkung ein: »Beispiel Erstgespräch mit B. Wie er mich mit Händen und Füßen warnte etc. – voller Übertragung. Beispiele auch der 16-jährige Junge und der Schausteller.«

nügend beachte und eine Bemerkung über seine Schwiegermutter, gegen die er eigentlich nichts habe. Er sei ihrer nur ein bisschen überdrüssig, weil er sie in der letzten Zeit zu häufig gesehen habe. Er sagte, meine Art zu sprechen erinnere ihn an seine Mutter, die nicht aus England stammte. Dann sprach er darüber, dass er froh war, als er endlich aufs College ging und von zuhause wegkam, weil seine Mutter ihn viel zu abhängig gemacht habe. Er sei ziemlich müde, weil er sich so abhetzen musste, um rechtzeitig los und zu seiner Analyse zu kommen. Dann sagte er, ein Blick auf mein Gesicht habe ihn an das Gesicht seiner Mutter erinnert. Er überlegte, ob er vielleicht zu spät zu einer geschäftlichen Verabredung käme, die nach seiner Analysestunde stattfinden sollte. (Für seine Zweifel gab es eigentlich keinen Grund, weil zwischen seiner Analysenstunde und der Verabredung genug Zeit war.)

Ich zeigte ihm, dass sowohl sein Gefühl, sich abhetzen zu müssen, um zur Analyse zu kommen, als auch seine Sorge, zu spät zu seiner Verabredung zu kommen, den Wunsch ausdrückten, von mir und der Analyse wegzukommen. Er habe gesagt, dass ich ihn an seine Mutter erinnerte, und habe erwähnt, dass seine Mutter ihn zu abhängig gemacht habe, sodass es gut für ihn war, von ihr loszukommen. Ich sagte zu ihm, dass er vielleicht das Gefühl habe, die Analyse könnte ihn zu abhängig machen, und dass er befürchte, ich könnte ihn vielleicht gegen seinen Willen in der Analyse festhalten.

Der Patient stimmte mir zu und sagte, er habe bei seiner Bemerkung, er komme womöglich zu spät zu seiner Verabredung, das Gefühl gehabt, eigentlich nicht bei mir sein zu wollen. Der Gedanke, von einer Frau analysiert zu werden, habe ihn ohnehin zögern lassen. Er habe sich aber aus verschiedenen Gründen doch dafür entschieden, allerdings nicht mit mir darüber sprechen wollen.

Wir sollten hier die Verbindung zwischen seinen Gefühlen und einer bestimmten äußeren Situation beachten, nämlich die Situation in Verbindung mit seiner Mutter, die in der analytischen Situation das spezifische Misstrauen wiederbelebte sowie die Angst, seiner Freiheit beraubt und abhängig gemacht zu werden, die er ursprünglich in der Verbindung mit seiner Mutter erlebt hatte, aber jetzt in der Beziehung zur Analytikerin erneut erlebte. Die besonderen Umstände in der Gegenwart entstanden aus der Tatsache, dass er sich allein mit mir im Raum befand, und dass ich mich um ihn kümmerte und ihm half, oder, von einer anderen Warte aus betrachtet, ihn kontrollierte, von mir abhängig machte und so weiter.

Ich könnte vielleicht hinzufügen, dass diese erste Stunde ein ganz befriedigender Start in seine Analyse war. Es sollte vielleicht noch erwähnt werden, dass sich herausstellte, dass seine Angst vor Abhängigkeit, die in der ersten Stunde in der Übertragungssituation aufgetaucht war, für seine Neurose von größter Bedeutung war.[11]

Das Wiedererleben spezifischer Situationen in der Übertragung

Obwohl wir so daran gewohnt sind, in Begriffen der Übertragungssituation und der Übertragungsgefühle zu denken, sollten wir uns meines Erachtens ganz klar machen, dass die Figuren, für die der Analytiker stehen wird, immer zu spezifischen Situationen in der Phantasie gehören, und dass wir nur dann die Art und den Inhalt der auf den Analytiker übertragenen Gefühle verstehen können, wenn wir diese spezifischen Situationen betrachten. Das heißt, wir sollten immer versuchen zu verstehen, wofür die Analyse in diesem jeweiligen Moment für den Patienten unbewusst steht. Erst wenn wir das herausgefunden haben – was nur möglich ist, wenn wir das Unbewusste verstehen –, können wir entdecken, unter welchen Umständen ähnliche Situationen in der Vergangenheit erlebt wurden.

Damit meine ich nicht einfach die frühe Geschichte des Patienten, sondern Situationen, wie sie es irgendwann und vielleicht sogar erst vor kurzem in seinem Leben gegeben hat. Wir können nicht erwarten, direkt auf seine frühe Geschichte zu kommen, auch wenn das natürlich unser Ziel ist, aber auf unserem Weg dorthin sollten wir alles an historischem oder anderem Material sammeln, das wir aus irgendeiner Periode im Leben des Patienten finden können. Mir ist hier wichtig, dass wir, um unseren Weg zu finden, sowohl die Gefühle als auch die spezifische Situation, in der sie entstanden sind, in der Übertragung zusammenhalten müssen. Die Gefühle verweisen uns auf die Situationen, die wir zu verstehen versuchen, und die spezifischen Situationen, also die Umstände, in denen diese Gefühle entstehen, helfen uns, die Übertragungsgefühle aufzudecken.

Das Wiedererleben einer spezifischen Situation, als Herr B. einem anderen Patienten begegnete

Der Punkt, den ich eben angesprochen habe, gilt nicht nur für den Beginn, sondern für jede Phase einer Analyse. Zum Beispiel begann der gerade erwähnte Patient, nachdem er schon ziemlich lange in Analyse war, eines Tages seine Stunde

11 An dieser Stelle erinnert sich Klein in Klammern gesetzt daran, »auf Einzelheiten der tieferen Angstsituation einzugehen, die hinter seiner Angst verborgen waren«.

in ziemlich negativer Stimmung. Ich hatte meine Stunden verlegt, sodass er jetzt manchmal in meinem Haus einem Patienten begegnete, der gerade das Haus verließ und der ihm nicht gefiel. Wegen dieser Begegnung fühlte er sich nicht mehr so sicher wie zuvor, sondern war jetzt voller Eifersucht und Angst. Aus weiteren Assoziationen ging hervor, dass er auf dem Weg zu mir erst einem Mann und dann einer Frau begegnet war, die er beide nicht leiden konnte. Aus der Art und Weise, wie er seinen Bericht formulierte, ging sowohl für ihn als auch für mich ganz klar hervor, ich hätte irgendwie magisch dafür gesorgt, dass diese unangenehmen Menschen ihm über den Weg liefen. Mir geltende Verfolgungsängste hatten in dieser Analyse eine wichtige Rolle gespielt, hatten aber mittlerweile sehr nachgelassen. Ich war zeitweise zu einer überwiegend beschützenden Figur geworden.

Nun wurde klar, dass das nur zum Teil zutraf und dass der Patient jetzt auf jede nur mögliche Weise alles zu vermeiden versuchte, was mich wie eine verfolgende Figur erscheinen lassen könnte. Dass er damit jetzt so umgehen konnte, beruhte natürlich darauf, dass sein Vertrauen in mich gewachsen war, was wiederum dazu geführt hatte, dass er mich idealisierte. Als sich herausstellte, dass er glaubte, ich hätte auf magische Weise dafür gesorgt, dass er diesen unangenehmen Menschen begegnete, erschien die ganze Verfolgungssituation, als welche er die Analyse in dieser Zeit erlebte, in einem neuen Licht. Für ihn stand ich auf der Seite dieser unangenehmen Leute. Er fühlte sich jetzt von mir verraten und glaubte, ich hätte Details aus seiner Analyse insbesondere an diesen einen Patienten weitergegeben, der mir, wie er vermutete, näher stand als er.

Die Situation, die wir hier entdeckt hatten, fand natürlich in seiner Phantasie statt, aber es war eine Phantasie, die ihn sein Leben lang begleitet hatte. Aufgrund seiner Verfolgungsängste gerieten Lehrer und Prüfer in seinem Erleben leicht in die Rolle von Verfolgern. Von der Übertragungssituation ausgehend gelangten wir, wie schon oft zuvor, zu der tatsächlichen Situation in seiner Kindheit, als seine Mutter sich bei seinen Lehrern und oft auch bei seinem Vater über ihn beklagt hatte. Er hatte immer den Verdacht, zum Teil aus gutem Grund, dass sie mit seinem Vater über ihn sprach, nur um zu erreichen, dass dieser ihn bestrafte usw. (was der Vater auch ziemlich oft tat).

Allgemein formulierte Deutungen sind nicht sehr hilfreich

Es wäre nicht sehr hilfreich gewesen, hätte ich dem Patienten lediglich gesagt, dass er mir misstraute. Tatsächlich hatte er sich anfangs einfach nur geärgert. Aber diese ärgerlichen Gefühle führten zu der Entdeckung seiner misstrauischen Gefühle in Verbindung mit einer spezifischen Situation, deren Muster sich in unterschiedlicher Ausprägung sein Leben lang wiederholt hatte. An diesem Beispiel sehen wir auch, wie stark eine phantasierte Verfolgungssituation mit tatsächlichen Erfahrungen in der frühen Kindheit vermischt ist, nämlich der Situation, als seine Mutter sich auf die Seite seines Vaters schlug und ihm das Leben schwer machte. Aber die Auswirkung dieser tatsächlichen »schlimmen« Erfahrungen auf diesen Patienten war trotzdem – und das trifft immer zu – durch seine Verfolgungsängste determiniert, die wiederum mit seinen frühen aggressiven Phantasien verknüpft waren, die seine Ängste unweigerlich verstärken mussten. Nur durch die Analyse dieser frühen Phantasien und ihrem Zusammenspiel mit tatsächlichen Erfahrungen, die wiederum diese Phantasien bestätigen und verstärken können, machte die Analyse Fortschritte.

Später stellte sich heraus, dass seine Mutter sich nicht nur ihm gegenüber wirklich feindselig verhalten hatte, sondern auch gegenüber seinem Vater, den er als Kind verehrt hatte. Tatsächlich reagierte der Vater brutal, wenn er herbeigerufen wurde, um sich in die Erziehung des Kindes einzumischen. Wenn die Mutter sich bei ihm über den Sohn beschwerte, versuchte der Vater nicht zu verstehen, was passiert war, sondern schlug ihm ins Gesicht. Das tat der Mutter dann leid, aber bei der nächsten Gelegenheit bat sie den Vater doch wieder darum, einzugreifen. Die tieferen Beweggründe für ihr Verhalten wurden dem Patienten erst sehr viel später klar. Obwohl er so böse Mutter- und Vaterfiguren in sich hatte, konnte er interessanterweise viel später, als er die phantastischen Aspekte dieser Figuren einigermaßen revidiert hatte, die wahren Motive anderer Menschen in bestimmten realen Situationen viel besser verstehen. Ich sehe darin ein Beispiel für die Tatsache, dass wir reale Situationen nicht losgelöst von Phantasiesituationen aufdecken können, aber sowohl die realen als auch die phantasierten Elemente verstehen können, wenn wir mit diesem Punkt nicht zu dogmatisch umgehen.

In unseren Analysen entdecken wir ständig das Zusammenspiel von Phantasie und Realität und können wieder und wieder beobachten, wie die mit realen Erfahrungen und realen Personen verknüpften Phantasien sich verändert und die Wahrnehmung der Realität verzerrt haben und wie das Bild, das der Patient sowohl früher als auch jetzt von realen Personen und seinen realen Erfahrungen hat, sich in seiner Vorstellung im Verlauf einer Analyse verändern kann.[12] Aber die Verknüpfung von realen Erfahrungen mit Phantasiesituationen ist ein Thema, auf das ich in einer späteren Vorlesung genauer eingehen werde.

12 An dieser Stelle fügt Klein in Klammern »cover memories« ein, was ihre Bezeichnung für »Deckerinnerungen« (screen memories) zu sein scheint.

Dieses Material aus einer Analysenstunde illustriert meinen Punkt, dass Übertragungsgefühle uns die Situation entdecken lassen sollten, mit der sie ursprünglich verknüpft waren. Aber man könnte das Beispiel natürlich auch umkehren. Hätte der Patient nicht einen bestimmten äußeren Grund gehabt, sich über mich zu ärgern oder mir zu misstrauen, wäre er also bei dieser Gelegenheit nicht dem anderen Patienten begegnet, hätte er sich immer noch verfolgt gefühlt, wenn er den Menschen, die ihm unangenehm waren, auf dem Weg zu mir begegnete.[13]

Diese Verfolgungsgefühle zu analysieren, hätte auch zu der Entdeckung führen können, dass ich beschuldigt wurde, diese Verfolgung arrangiert zu haben, was sein ganzes Misstrauen mir gegenüber hätte deutlich werden lassen. Das hätte uns zu früheren Verfolgungssituationen sowohl in seiner Phantasie als auch bei realen Erlebnissen geführt und schließlich zu der noch früheren Erfahrung, von seiner Mutter unglücklich gemacht worden zu sein und noch weiter zu den mit dieser tatsächlichen Verfolgung verknüpften Phantasien. Es gibt natürlich viele Fälle, in denen wir nicht schon zu Beginn die Übertragungsgefühle oder die frühe Situation so klar wie in diesem Beispiel vor uns haben. Beides gehört zusammen. Aber wenn wir uns diese enge Verbindung ganz klar machen, entdecken wir wahrscheinlich beide Aspekte.

Während einer Analyse wirkt sich die Übertragungssituation auf das gesamte Leben des Patienten aus

Sie werden sich daran erinnern, dass ich der Meinung bin, dass die Übertragungssituation schon ganz zu Beginn der Analyse besteht. Aber ich gehe noch einen Schritt weiter und meine, dass nach meiner Erfahrung die Übertragungssituation im Verlauf einer Analyse das gesamte Leben des Patienten durchdringt. Als ich über die der frühen Objektbesetzung zugrunde liegenden Prozesse sprach, die meines Erachtens auch den Übertragungsphänomenen zugrunde liegen, wies ich darauf hin, dass der Analytiker, sobald die analytische Situation hergestellt ist, die Stelle der ursprünglichen Objekte einnimmt und dass der Patient sich mit den wiederbelebten Gefühlen und Konflikten auseinandersetzt und dabei dieselben

13 Hier steht in Klammern die Anmerkung: »Das heißt: Ich gehe davon aus, dass negative Gefühle – Hass, Misstrauen – immer wirksam sind, auch wenn sie nicht manifest sind. Freuds irrtümliche Auffassung, dass negative Gefühle manchmal in der Übertragung nicht aktiviert werden. Siehe das Beispiel, das er in seiner ›Unendlichen Analyse‹ bringt.«

Abwehrmechanismen anwendet wie in der ursprünglichen Situation. In der Beziehung zum Analytiker werden demnach seine frühen Gefühle und Phantasien wiederholt und freigesetzt, andere aber auch vom Analytiker auf andere Personen und Situationen verschoben. Er überträgt also auf andere, was emotional eigentlich dem Analytiker gilt. Das Ergebnis ist, dass die Übertragungsphänomene zum Teil umgeleitet werden und außerhalb der Analyse zum Ausdruck kommen, oder anders gesagt, dass der Patient »agiert«.

Es ist allgemein bekannt, dass Patienten sich oft kurz nach Analysenbeginn neue Liebesobjekte suchen oder bestehende Liebesbeziehungen stabiler werden, sodass manchmal der falsche Eindruck entsteht, der Zustand des Patienten habe sich schnell gebessert. Liebe wie auch Hass, Zweifel und Kritik, die dem Analytiker und der Analyse gelten, aber auch Anerkennung und Dankbarkeit, gelten dann vielleicht wegen der damit einhergehenden Ängste und konflikthaften Gefühle anderen Menschen und Dingen.

Frau A. und das preiswerte Kleid, das für die Analyse steht

Zum Beispiel berichtete eine Patientin, die eine sehr starke positive Übertragung entwickelt hatte, dass sie am Wochenende ein Kleid hatte kaufen wollen, obwohl sie eigentlich kein neues brauchte, und in einen Laden ging, weil sie eine Anzeige für ein preiswertes Kleid gesehen hatte. Es gefiel ihr aber überhaupt nicht und schließlich kaufte sie ein teures Kleid, das sie eigentlich nicht hatte kaufen wollen, nur weil sie der Beeinflussung durch die Verkäuferin nicht widerstehen konnte. Die Verkäuferin, vor der sie eigentlich Angst hatte, stand für mich und das preiswerte Kleid für die Analyse, von der die Patientin gehofft hatte, sie koste weniger als es der Fall war. Ihre damals massiv verdrängte Kritik, ihre Zweifel und Ängste mir und der Analyse gegenüber, kamen vielmehr wegen ihrer positiven Gefühle für mich stattdessen gegenüber der Verkäuferin zum Ausdruck.

Frau B. und die Übertragung des Hasses von der Analytikerin auf eine andere Person

Eine weitere Patientin, Frau B., stritt sich mit einer anderen Frau, die aus bestimmten Gründen starke Rivalitätsgefühle in ihr auslöste. Auch das ereignete sich an einem Wochenende. Der Hass, den die Patientin verspürte, war so stark, dass sie diese Frau in der Phantasie umbrachte. Obwohl sie keine Schuldgefühle wegen ihrer Hassgefühle für diese Frau hatte, fühlte sie sich während des Wochenendes sehr unglücklich und ängstlich. In der Analyse fanden wir heraus, dass sie die ganze Konkurrenzsituation mit mir, den Hass auf mich und die mir geltenden mörderischen Gefühle auf diese Frau übertragen hatte, um dem Konflikt zwischen Liebe und Hass, und den damit einhergehenden Schuldgefühlen zu entkommen, und auch der Angst, mich zu zerstören und zu verlieren. Ihr dringender Wunsch, an der positiven Übertragung auf mich festzuhalten, wurde vor allem durch die vorherrschende Angst bestimmt, mich als ihr gutes Objekt zu verlieren, und damit die einzige Stütze, die ich zum damaligen Zeitpunkt für sie war. Aber die Übertragung ihres Hasses auf eine andere Person war nicht erfolgreich, weil ihr unbewusstes Wissen, mich in der Phantasie zu zerstören, zu schweren Angst- und Schuldgefühlen führte.

Ein weiterer wichtiger Grund, warum der Patient einige seiner Übertragungsgefühle und -manifestationen mit in seinen Alltag nimmt, ist die Tatsache, dass er den Analytiker nur eine Stunde täglich zur Verfügung hat und deshalb an anderer Stelle einen Ausgleich für seine Frustration zu finden versucht. Das kleine Kind, dem seine Mutter fehlt, wendet sich aus diesem und anderen, schon erwähnten Gründen Kindermädchen und anderen Menschen zu, aber auch Phantasiegestalten. Auch der Erwachsene wendet sich, wenn ihm sein Analytiker fehlt, an reale Personen und Erfahrungen, bei manchen Patienten sind es vor allem Phantasiegestalten.

Es ist bekannt, dass die Arbeit zwischen den analytischen Stunden unbewusst weitergeht. Besonders deutlich zeigt sich das anhand der Träume, die meines Erachtens immer einen Bezug zur momentanen Übertragungssituation haben. Mehr noch: Wie sich der Patient in seinem normalen Leben verhält, wie er zu anderen Menschen steht, was immer er in den dreiundzwanzig Stunden außerhalb des Behandlungszimmers macht und denkt und empfindet, all das hat einen gewissen Bezug zum Analytiker als einem geliebten und gehassten Objekt und wirkt sich auf die Übertragungssituation aus. Dies zeigt sich auch daran, dass nach meiner Erfahrung jede analytische Sitzung, soweit es ihren unbewussten Inhalt betrifft, an derselben Stelle weitergeht, an der die vorherige Sitzung endete. Es stimmt, dass der Patient oft ganz andere Einfälle bringt, die scheinbar nichts mit dem Inhalt seiner Assoziationen in der letzten Stunde zu tun haben. Seine Einfälle sind jetzt vielleicht ganz anderer Art. Vielleicht ist er in depressiver Stimmung weggegangen und in selbstsicherer Stimmung wiedergekommen. Vielleicht wäre er beim letzten Mal gerne noch geblieben, weil das zu seiner Stimmung gepasst hätte oder er Hilfe brauchte, und trotzdem kommt er beim nächsten Mal zu spät oder in mürrischer Stimmung. Oder der Patient könnte vergessen haben, worüber er in der letzten Stunde gesprochen hatte. Vielleicht hat er auch alle unsere Deutungen vergessen und verhält sich, als bedeute ihm die Analyse überhaupt nichts. Natürlich reagiert er damit zum Teil auf die Frustration, vom Analytiker am Tag zuvor verlassen worden zu sein, und präsentiert Abwehrmaßnahmen gegen eine Angst, die nicht genügend aufgelöst wurde. Aber wenn wir diese Reaktionen analysieren und verstehen, welche äußeren Reize und Erlebnisse zu dieser veränderten Haltung beigetragen haben, finden wir immer, dass sich im Material dieser beiden Stunden etwas fortsetzt und es eine starke gefühlsmäßige Verknüpfung gibt. Wann immer wir es mit einer emotionalen Situation zu tun haben, die wir nicht ganz verstehen, ist es meines Erachtens sehr hilfreich, uns zu fragen, wie diese Situation mit der Arbeit der letzten Stunde oder einer der vorangegangenen Stunden verknüpft ist, um auf diese Weise eine Kontinuität für uns selbst herzustellen.

Dasselbe gilt für das Material einer einzelnen Stunde. Ich finde es ganz wichtig, sich klarzumachen, welcher rote Faden, wie ich es für mich zu nennen pflege, sich durch die gesamte Stunde zieht, ein Faden, der sowohl eine veränderte emotionale Haltung erklärt als auch plötzliche Veränderungen in den Assoziationen, die durch ziemlich lange Pausen unterbrochen sein können. Ich weiß, dass ich hier nur eine alte Regel bekräftige, die Regel der unbewussten Verknüpfungen zwischen den Einfällen des Patienten, aber ich meine, es macht einen Unterschied, wenn wir uns klarmachen, dass – wie rational auch immer die Assoziationen des Patienten klingen mögen, die wir zu hören bekommen, und obwohl er vielleicht nur über aktuelle Ereignisse spricht, die keine Verbindung zum Unbewussten zu haben scheinen – es immer einen unbewussten roten Faden zu entdecken gibt, der sie unbewusst miteinander und mit dem Material der vorausgegangenen Arbeit verknüpft.[14]

14 Am Ende der zweiten Vorlesung fügt Klein die folgende Anmerkung ein: »Rita – Fortsetzungsroman. Kontrollarbeit – die bestimmte Stunde – roter Faden die Stunden der Woche.« Es ist nicht klar, worauf sie sich hier bezieht. Dann notiert sie folgende Zusammenfassung der zweiten Vorlesung: »Analyse als Wiedererleben sowohl einer realen Beziehung als auch einer phantasierten Beziehung. Die Übertragung wirkt sich auf die derzeitigen Beziehungen im Alltag aus. Konflikte werden wiederbelebt und mit anderen ausagiert. Die Wiederholung einer frühen Situation wirft ein Licht auf frühere Beziehungen. Zum Beispiel der Patient, dem es nicht gefiel, auf einen anderen Patienten zu treffen, von dem er glaubte, er stünde der Analytikerin näher als er. Belebte Zeiten wieder, als die Mutter ihn dem Vater übergab, damit der ihn bestrafe.«

Dritte Vorlesung: Übertragung und Deutung[15]

Bevor ich zum Hauptthema der Vorlesung des heutigen Abends komme, der Deutung, möchte ich auf einige weitere Aspekte der Übertragungssituation eingehen. In meiner letzten Vorlesung habe ich ausgeführt, dass sich während einer Analyse die Übertragungssituation auf das gesamte Leben des Patienten auswirkt. Wenn dies zutrifft, müssen wir, um die Übertragungssituation in all ihren Verästelungen zu verstehen, sowohl die gesamte aktuelle Lebenssituation des Patienten während der Analyse als auch seine Phantasien in die Übertragung einbeziehen. Dies ist ein weiterer Grund, und ein sehr wichtiger Grund, warum wir in der Analyse so viel wie möglich über das Leben des Patienten erfahren sollten. Aber unsere Bemühungen in dieser Richtung werden oft ziemlich lange schlicht durch die Tatsache frustriert, dass dieselben Mechanismen und Prozesse, die den Übertragungsphänomenen zugrunde liegen, zum Teil auch dafür verantwortlich sind, dass der Patient uns zeitweise sein momentanes Leben vorenthält, dafür aber umso leichter über seine Phantasien sprechen kann.

Die Neigung des Patienten, gelegentlich bestimmte Fakten und Erfahrungen zurückzuhalten, sollte der Analytiker nicht als ein Hindernis betrachten, das ihm in den Weg gelegt wird und das er um jeden Preis beseitigen müsste. Zwar ist es oft ein Zeichen des Widerstands und ein Teil der Abwehr des Patienten, aber wenn der Analytiker versteht, dass diese Neigung bei bestimmten Patienten ein Phänomen ist, das zur Übertragungssituation gehört, und außerdem versteht, dass sich so die Abwehrmechanismen manifestieren, die für die seelische Ökonomie des Patienten von großem Wert waren, wird er darauf verzichten, etwas erzwingen zu wollen. Dasselbe gilt für die Reaktionen mancher Patienten, die uns bereitwillig alles über ihr jetziges Leben und sogar über einige frühere Erfahrungen berichten, aber uns sowohl bewusst als auch unbewusst ihre Phantasien vorenthalten. Der Analytiker sollte jedoch nicht vergessen, dass dieses Zurückhalten von Material, Phantasien oder Informationen vor allem ein Zeichen von Angst ist, und dass man nicht sagen kann, eine Analyse mache gute Fortschritte, solange diese Angst nicht nachgelassen hat und der Patient über alle Aspekte seines Seelenlebens sprechen kann.

15 Dieses Kapitel hieß bei Klein einfach »Deutung«, aber nach meinem Eindruck spielt hier Übertragung eine größere Rolle, als der ursprüngliche Titel nahelegt.

Die Verbindungen zwischen den Phantasien des Patienten und seinen früheren und jetzigen Erfahrungen finden

Dies bringt mich auf einen anderen wichtigen Punkt: Manche vertreten mit Nachdruck die Ansicht, dass man die Phantasien des Patienten auf sich beruhen lassen sollte, bis man genug über seine frühere und jetzige Realität weiß. Wenn der Analytiker sich manchmal vor allem mit den Phantasien beschäftige oder sie zu früh deute, verliere er vielleicht den Kontakt zur Realität des Patienten, was die unterschiedlichsten Störungen nach sich ziehen könne: Nach meiner Erfahrung ist diese Angst ein analytischer Popanz.

Wann und wie viele der Phantasien analysiert werden sollten und ob wir dies schon tun sollten, bevor wir genug über die Realität des Patienten wissen, hängt ausschließlich von einem Faktor ab, den wir später noch genauer untersuchen werden, nämlich von der Dringlichkeit des mitgeteilten Materials. Ich meine damit die manifeste und die latente Angst. Worauf es – in welcher Analysenphase auch immer – bei der Analyse der Phantasien ankommt, ist, ob der Analytiker die Verbindungen zwischen den Phantasien und den früheren sowie gegenwärtigen Erfahrungen des Patienten finden kann oder nicht. Aber es ist nicht weniger wichtig, die Verknüpfungen zwischen dem gegenwärtigen Leben der Patienten, über das manche von ihnen sehr genau berichten, und ihren verdrängten Phantasien herzustellen. Noch einmal: Möglicherweise interessiert sich der Analytiker so stark und ausschließlich für die Geschichte des Patienten, dass er es nicht nur versäumt, die Verbindungen zum derzeitigen Leben des Patienten herzustellen, sondern auch die zu seinem Phantasieleben. Es stimmt: Diese Verknüpfungen – und es gibt noch andere, an die zu denken wäre – zum richtigen Zeitpunkt herzustellen und damit der Dringlichkeit des Materials ganz und gar gerecht zu werden, klingt, als sollte der Analytiker perfekt sein, aber es ist doch ein erstrebenswertes Desiderat.

Aber wenn wir Verbindungen auf die eine oder andere Weise verpasst haben, müssen wir in einer anderen Stunde nach ihnen Ausschau halten. Es ist wichtig, sich einen Fehler, den man gemacht hat, klar zu machen – auch das gehört notwendigerweise zur analytischen Haltung – und zu versuchen, ihn zu korrigieren. Das kenne ich sowohl aus meiner eigenen Arbeit als auch aus meiner Erfahrung mit der Ausbildung. Wenn ich mit meinen jüngeren Kollegen ihr Material durchging und dringliches Material entdeckte, das nicht gedeutet wurde, und Verbindungen, die nicht hergestellt wurden, ließ sich dieses Versäumnis in den meisten Fällen in einer der folgenden Stunden korrigieren.

Die Frage, wie sich Verbindungen herstellen lassen, wird uns in einer späteren Vorlesung, in der ich das Thema Deutungen behandle, beschäftigen. Aber diese

Frage hängt auch eng mit unserem heutigen Thema zusammen. Um diese Verknüpfungen herstellen zu können, die meines Erachtens eine so wichtige Rolle für das therapeutische Ergebnis spielen, müssen wir die Übertragungssituation in ihren ganzen Verästelungen verstehen, und das können wir nur, wenn wir uns von unserem Wissen über das Unbewusste und dessen Interaktion mit der Übertragungssituation leiten lassen.

Einige Aspekte der Gegenübertragung und der analytischen Haltung

Sie werden sich erinnern, dass ich in meiner ersten Vorlesung einige Charakteristika einer analytischen Haltung erwähnt habe: Distanz, gepaart mit Empfänglichkeit und Resonanzfähigkeit sowie der Wunsch, die ganze Wahrheit zu entdecken und sie auszuhalten, worin immer sie bestehen mag. Diese Einstellung aufrechtzuerhalten verlangt vom Analytiker, seelischen Abläufen großen Respekt entgegenzubringen und insbesondere die Fähigkeit, Machtbedürfnisse und andere Impulse in Schach zu halten, die seine ungeteilte Aufmerksamkeit beeinträchtigen könnten. Alle diese Charakteristika sind meines Erachtens eine Vorbedingung, um die Übertragungssituation und das Unbewusste sowie ihre ständige Interaktion gründlich untersuchen zu können.

Es sollten jedoch noch zwei weitere Aspekte der analytischen Haltung erwähnt werden: Insbesondere braucht der Analytiker Vorstellungskraft und die Fähigkeit zu Flexibilität und Vielseitigkeit. Die Phantasien des Patienten finden in der Übertragung so vielfältige Ausdrucksformen und tauchen auf so verschlungenen Wegen auf, dass es einer entsprechenden Vielseitigkeit und Vorstellungskraft auf Seiten des Analytikers bedarf, um ihnen folgen zu können. Aber diese Vielseitigkeit und Aufnahmebereitschaft, denen ein wirkliches menschliches Interesse am Patienten zugrunde liegt, sind nur ein Teil des äußerst wichtigen Phänomens, auf dem ein Großteil des analytischen Verfahrens beruht, nämlich der Gegenübertragung des Analytikers. Es ist unmöglich, der Bedeutung dieses Themas im Rahmen dieser Vorlesungen gerecht zu werden, aber ich möchte doch wenigstens einige Aspekte der Gegenübertragung, die eine so wichtige Rolle in der analytischen Situation spielt, erwähnen. Wenn auch weniger stark ausgeprägt und durch verschiedene Faktoren in der Balance gehalten, bestimmen dieselben Prozesse, die der Übertragung zugrunde liegen, auch die Gegenübertragung. Auch die Beziehung des Analytikers zu seinen Patienten wird bis zu einem gewissen Grad durch seine frühen Objektbeziehungen beeinflusst.

Je umfangreicher das Spektrum seiner Imagines und freundlichen Identifikationen ist, desto eher wird der Analytiker in der Lage sein, unterschiedliche Menschen zu verstehen und ihre Schwierigkeiten und Ängste zu tolerieren. Mit Imagines meine ich alle seine früheren und jetzigen Objektbeziehungen, die er internalisiert hat und die zum Reichtum seiner Gefühlswelt und seiner mitfühlenden Reaktionen beitragen. In anderen Worten sollten Lebenserfahrung und die Erfahrung mit lebendigen und guten alltäglichen Kontakten zu unterschiedlichen Menschen zu seiner Humanität, seinem Humor und dem Reichtum seiner Persönlichkeit beigetragen haben, die, um es mit Merediths Worten auszudrücken, »as broad as a thousand beeves at pasture«[16, 17] ist. All dies spielt, so meine ich, in der Arbeit des Analytikers eine wichtige Rolle. Analyse kann nicht in der Atmosphäre eines Labors stattfinden. Wie ich bereits in meiner ersten Vorlesung betont habe, wird der Analytiker nur dann fruchtbare Arbeit leisten, wenn er gefühlsmäßig ganz lebendig ist. Die Patienten können für den Analytiker Kinder, Brüder, Schwestern, Eltern und andere Wiederholungen früherer Beziehungen verkörpern. Auch er ist mit ihnen identifiziert. Und nur deshalb ist der Analytiker in der Lage, die Übertragungsgefühle seiner Patienten zu verstehen und auf sie zu reagieren. Aber Patienten sollten ihm auch nicht zu viel bedeuten, er darf weder vom Patienten noch vom Erfolg seiner Arbeit abhängig sein. Das heißt, die Imagines des Analytikers dürfen in seinem Inneren nicht zu wichtig sein und er darf sich nicht von seinen Gefühlen bestimmen lassen. Dann wird er in der Lage sein, zum Wohl seiner Patienten von seinen eigenen Gefühlen bestmöglichen Gebrauch zu machen.[18]

Wie ich schon in meiner ersten Vorlesung betont habe, hängt die Fähigkeit des Analytikers, die negativen Gefühle seiner Patienten nicht nur auszuhalten, sondern ihnen auch Raum zu lassen, vor allem davon ab, dass er die Übertragungssituation und die ihr zugrunde liegenden seelischen Vorgänge wirklich versteht. Sie hängt aber auch eng mit seinen Gegenübertragungen zusammen. Wenn ihm der Patient zu viel bedeutet und wenn die durch den Patienten in ihm wachgerufenen Imagines aus seiner eigenen Vergangenheit übermächtig

---

16 Beeves ist der Plural von beef, also cattle. In seinem Gedicht »The Spirit of Shakespeare« macht George Meredith (1828-1909) daraus sogar zehntausend Rinder.

17 Anm. d. Übers.: »so vielfältig wie tausend Rinder auf der Weide«

18 Klein fügt die folgende Anmerkung ein: »Vielseitigkeit – Freiheit, Vorstellungskraft – viele Imagines. Analytiker mit festgelegten Vorstellungen – zwanghaft – nicht gut.« Vergleiche die Arbeit über »Personifizierungen« (Anm. d. Übers.: Siehe »Rollenbildung im Kinderspiel« [1929]).

werden, dann werden die negativen Gefühle des Patienten Schmerz, Ärger oder Trauer hervorrufen, und im Analytiker Reaktionen auslösen, die seine Arbeit beeinträchtigen, selbst wenn er diese Gefühle kontrollieren kann. Wenn der Patient ihm zu viel bedeutet, wird er auch auf die ihm zugewiesenen negativen Rollen – die Kritik des Patienten, seine Anschuldigungen und so weiter – nicht angemessen eingehen können, wird dann also nicht zu menschlichem und freundlichem Verstehen in der Lage sein, sondern mit kalter Gleichgültigkeit oder sogar Verachtung reagieren. Wenn die Schuldgefühle des Analytikers zu stark sind, werden die Kritik oder die Vorwürfe des Patienten (insbesondere, wenn sie in den Augen des Analytikers eine gewisse Berechtigung besitzen) ihn übermäßig beeinflussen. Und dann wird es für den Analytiker schwierig, mit der negativen Übertragung zufriedenstellend umzugehen. Daher ist es ein wichtiger Bestandteil eines zufriedenstellenden Umgangs mit der Gegenübertragung, dass der Analytiker nicht zu viele Angst- und Schuldgefühle haben sollte.[19]

Übertragung und Gegenübertragung: Auch hier gibt es eine Wechselwirkung, eine, bei der das Unbewusste des Analytikers dem Unbewussten des Patienten bis zu einem gewissen Punkt dicht folgt. Aber genau an diesem Punkt, der durch die Kritikfähigkeit des Analytikers deutlich wird, übernimmt sein bewusstes Denken und Fühlen die Führung und verhindert, dass die Richtung der Arbeit sich ändert und der Fortschritt der Arbeit beeinträchtigt wird.

»Was ist also die Deutung? Und wie wirkt sie?«

Unsere Diskussionen über die Erkundung des Unbewussten und der Übertragung sowie des Verständnisses ihrer Wechselwirkung und der verschiedenen Aspekte der Übertragung brachten uns zu dem wichtigen Instrument, mit dem all dies zum Ausdruck gebracht wird – der Deutung. Andererseits weist uns die Deutung den Weg, wie wir diese Prozesse besser verstehen können. Obwohl es so offensichtlich ist, dass die Deutung das mächtigste Instrument unserer Technik und das Werkzeug unseres therapeutischen Handelns ist, hat die Überzeugung, dass dem so ist, erst neuerdings an Stärke gewonnen.

19 Interessanterweise diskutierte Klein, als sie die Vorlesungen schrieb, nicht die Auswirkungen der Phantasien und Handlungen des Patienten auf den Analytiker, sondern betonte, dass der Analytiker es vermeiden könne, übermäßig vom Patienten beeinflusst zu werden, wenn er seine eigenen frühen Objektbeziehungen verstehe.

In seiner Arbeit »Die Grundlagen der therapeutischen Wirkung der Psychoanalyse« beschreibt Strachey die allgemeine Einstellung zur Deutung folgendermaßen:

> »Was ist also die Deutung? Und wie wirkt sie? Man scheint außerordentlich wenig über sie zu wissen, was aber einen fast allumfassenden Glauben an ihre besondere Wirksamkeit als Waffe nicht hindert. Die Deutung hat – das muß eingestanden werden – viele Eigenschaften einer Zauberwaffe. Natürlich wird sie von vielen Patienten auch als solche empfunden« (Strachey, 1935 [1934], S. 499)[20].

Wenn die Deutung in der Vorstellung des Analytikers im Guten wie im Bösen die Eigenschaften einer Zauberwaffe annehmen kann – und ich stimme mit Herrn Strachey völlig überein, dass sie so empfunden werden kann –, dann ist es für uns alle sehr wichtig, einige der tieferen Gründe für dieses Gefühl herauszufinden.[21] Sie werden sich daran erinnern, dass ich am Ende meiner letzten Vorlesung darauf hingewiesen habe, dass ab einem gewissen Punkt die Kritikfähigkeit des Analytikers die Kontrolle über sein Unbewusstes übernimmt, das bis dahin eng mit dem Unbewussten des Patienten verbunden war. Aber wenn der Analytiker in dieser Weise die analytische Situation lenkt, impliziert dies natürlich nicht nur, dass er sein eigenes Unbewusstes unter Kontrolle hat, sondern auch, dass er im Zusammenhang mit den seelischen Prozessen des Patienten wichtige Handlungen durchführt, und zwar in Form von Deutungen, die wieder und wieder die Richtung der Arbeit bestimmen.

Der Kontrast zwischen einer psychoanalytischen Deutung und hypnotischer Suggestion

Ich werde bald noch genauer auf die Prozesse eingehen, die sich im Denken und Fühlen eines Patienten während und nach einer zutreffenden Deutung abspielen. Hier will ich zunächst nur festhalten, dass die Deutung in einem kleinen Maßstab den Kreislauf der seelischen Arbeit verändert, indem sie bestimmte Prozesse anstößt, denen der Analytiker für eine Weile Raum lassen sollte. James Strachey

20 Stracheys Darstellung der mutativen Deutungen hat offensichtlich einen starken Einfluss auf Klein.

21 Klein bezieht sich hier deutlich darauf, dass der Analytiker die Deutung als Zauberwaffe behandeln kann, während Strachey eher über die Gefühle des Patienten spricht.

hat eine Deutung als mutativ bezeichnet, wenn sie eine deutliche Veränderung im Patienten hervorruft, indem sie eine Reihe von Ereignissen in Gang setzt, die nach seiner Auffassung die Essenz der psychoanalytischen Therapie ausmacht.

Lassen Sie uns für einen Moment diese Aktionen mit dem Verfahren der Hypnose vergleichen. Freud hat in seiner *Massenpsychologie* (1921c) die Natur der Hypnose und der Suggestion diskutiert und den Schluss gezogen, dass der Hypnotiseur bzw. jemand, der Suggestion anwendet, die Stelle des Ichideals des Subjekts eingenommen hat. Der Hypnotiseur übernimmt die Rolle eines sehr mächtigen Überichs, sodass man sagen könnte, er übe eine omnipotente Kontrolle über die gesamte Psyche des Patienten aus.

Wie wir wissen, gab Freud bei der Behandlung seiner Patienten diese Methode einer omnipotenten Kontrolle bald auf. Ich werde jetzt nicht im Einzelnen auf seine genialen Eigenschaften eingehen, die es ihm ermöglichten, das »Unbewusste ernst zu nehmen«, wie er sich ausdrückte. Ich möchte Sie in diesem Zusammenhang lediglich an sein nie nachlassendes Bedürfnis erinnern, die Wahrheit herauszufinden, und an seine Furchtlosigkeit bei seinem Vorgehen und daran, wie frei von omnipotenten Gefühlen er bei seiner Beschäftigung mit der Psyche war. Freud konnte nur deshalb die Natur des Unbewussten erforschen, weil er es so akzeptierte, wie es war. Deshalb konnte er darüber hinaus Wege im Umgang mit der Psyche des Patienten finden, die ihm halfen, sich von omnipotenter Kontrolle frei zu machen. Die Art und Weise, wie in der Analyse therapeutische Ergebnisse erzielt werden, ist sehr spezifisch für analytische im Unterschied zu nicht-analytischen Verfahren und ist dadurch charakterisiert, dass der Analytiker im Patienten einen Prozess in Gang setzt, der seinen neurotischen *Circulus vitiosus* verändert. Diesen Punkt möchte ich hervorheben. In allen anderen psychotherapeutischen Methoden versucht der Arzt, mehr oder weniger stark die Kontrolle über das Unbewusste des Patienten zu übernehmen, zum Teil, so denke ich, weil er damit seine eigene Angst vor dem Unbewussten abwehrt. Es stimmt, dass unzureichendes Wissen um das Unbewusste zu den Angstgefühlen beiträgt, die es hervorruft, aber es stimmt ebenfalls, dass Angst die Erkundung des Unbewussten behindert und sogar dazu führen kann, dass seine Existenz komplett verleugnet wird.

Die Verleugnung der psychischen Realität und die Kontrolle über innere und äußere Objekte

Ich möchte Sie hier – in Parenthese – daran erinnern, dass meiner Ansicht nach und auch nach der Ansicht einiger meiner englischen Kollegen die Verleugnung der psychischen Realität eine ziemlich elementare Abwehrmethode gegen Angst ist, die während der ersten Lebensmonate einsetzt. Ein weiterer fundamentaler Abwehrmechanismus, der etwas später in der individuellen Entwicklung auftritt, ist der Versuch, die Kontrolle über innere und äußere Objekte und auch über deren Gefühle und Neigungen zu gewinnen. Diese fundamentalen Abwehrmaßnahmen gegen Angst spielen auch im späteren Leben eine wichtige Rolle und bestimmen auch sehr nachdrücklich die Einstellung zum Unbewussten, das offensichtlich für das menschliche Erleben immer furcht- und schreckeinflößend war, sonst wäre es nicht bis zu Freuds Zeit unentdeckt geblieben. Genau wegen dieser Ängste muss es verleugnet werden. Allerdings kommt der zweite eben erwähnte Abwehrmechanismus – die Kontrolle über die Objekte und ihre Gefühle – in allen psychotherapeutischen Methoden außer der Analyse zum Tragen. Sie weisen, wie ich dargelegt habe, alle – wenn auch unterschiedlich ausgeprägt – die Tendenz auf, die Psyche des Patienten, also eigentlich sein Unbewusstes, zu kontrollieren.

All dies ist von besonderem Belang für die Einstellung des Analytikers zu Deutungen, da in einer vollständigen Deutung meines Erachtens am deutlichsten zum Ausdruck kommt, was der Analytiker in einem analytischen Prozess tut und womit er es tut. Außer einer allgemeinen Angst vor dem Unbewussten empfindet der Analytiker, sobald er eine Deutung geben möchte, die Angst, dass sich die Feindseligkeit des Patienten unmittelbar und bewusst gegen ihn richten könnte. Genau das wird mit einer zutreffenden Übertragungsdeutung beabsichtigt, da sie ein gewisses Ausmaß an Es-Regungen gegen den Analytiker freisetzen sollte.[22]

Wenn Deutungen als gefährlich oder auf magische Weise hilfreich erlebt werden

Wenn das Unbewusste irgendwie als bedrohlich und die Ängste und Aggressionen des Patienten sowohl für ihn selbst als auch den Analytiker als gefährlich erlebt werden, dann könnte der Analytiker bei einer Deutung das Gefühl haben, einen Stein ins Rollen gebracht zu haben, ohne zu wissen, wie weit dieser rollen wird. Das andere Extrem, zu dem es ebenfalls kommen könnte, ist das Gefühl, dass eine Deutung aufgrund der Einstellung des Analytikers zum Unbewussten auf magische Weise gut ist, wie ich im Zusammenhang mit der Hypnose beschrieben habe. Es stimmt, dass sich bei unseren Patienten ausgeprägte Tendenzen zeigen, die beim Analytiker diese beiden Einstellungen begünstigen könnten. Manchmal erleben

22 In einer Fußnote ergänzt Klein: »Diesen Punkt erwähnt auch Strachey.«

sie eine Deutung oder überhaupt jede Beeinflussung ihres Denkens und Fühlens wie einen bedrohlichen Angriff, und bei einer anderen Gelegenheit wiederum haben sie den für die Hypnose so fundamentalen Wunsch, sich einem mächtigen und magischen Überich vollständig zu überlassen. Aber wenn der Analytiker sich nicht von den eben erwähnten Faktoren beeinflussen lässt, wird er beobachten können, was in seinem eigenen Inneren und in dem des Patienten tatsächlich vor sich geht und wird die tatsächliche Auswirkung einer Deutung einschätzen können. Diese wird dann weder als schrecklich gefährlich noch als magisch hilfreich erlebt werden. Aber es stimmt natürlich, dass jede Deutung wichtig ist. Eine unzutreffende Deutung, oder selbst eine unvollständige Deutung, kann Angst auslösen, aber wenn der Analytiker nicht ohnehin einen falschen Weg eingeschlagen hat, wird er in der Regel in der Lage sein, seinen Fehler zu korrigieren, worauf ich in anderem Zusammenhang schon hingewiesen habe. Andererseits kann sich eine einzelne Deutung auch im guten Sinne nie als so außerordentlich wirksam erweisen. In seiner Arbeit hat Strachey bei der Definition der von ihm als mutativ bezeichneten Deutung hervorgehoben, dass sich alle diese Vorgänge im Wesentlichen in einem kleinen Maßstab abspielen. Er schreibt: »Die mutative Deutung ist unvermeidlich von dem Prinzip der minimalsten Dosen beherrscht« (Strachey, 1935 [1934], S. 501). Eine Deutung kann, insbesondere wenn sie eine Reihe von Fäden miteinander verknüpft, die bereits bis zu einem gewissen Punkt verfolgt wurden, manchmal eine ziemlich weitreichende Auswirkung haben. Aber daran ist nichts magisch, da sie das Ergebnis einer längeren Vorarbeit ist, der jetzt lediglich einige fehlende Verbindungsstücke hinzugefügt wurden.[23]

Um zusammenzufassen: Wenn der Analytiker der Arbeitsweise der Seele fundamentalen Respekt entgegenbringt, was ihm nur möglich ist, wenn er mit ihrer Dynamik und Struktur sehr vertraut ist, wird er die Zuversicht haben, seelischen Abläufen mithilfe einer Deutung eine andere Richtung geben zu können.

Neuere Arbeiten über frühe Angstsituationen und Abwehrvorgänge

Ich habe bereits darauf hingewiesen, dass sich die Einstellung zur Deutung in den letzten Jahren sehr gewandelt hat. Hierzu gehören erhebliche Veränderungen in

23 An dieser Stelle im Text schreibt Klein: »Beachte: Mosaik«. In den Seminaren zur Technik erwähnt sie Freuds Bemerkung, eine Analyse baue sich auf wie ein Mosaik. Man müsse jedes kleine Teil da einfügen, wo es am besten in das Gesamtbild passt (in diesem Band S. 153).

unserer Deutungsmethode und überhaupt in unserer Behandlungstechnik. Diese Veränderungen ergaben sich unmittelbar aus neueren Arbeiten über frühe Angstsituationen und Abwehrvorgänge. Früher galt die Auffassung, dass man auf sehr ausgeprägte Ängste nicht eingehen sollte. Diese Regel wurde sehr eindeutig vertreten, soweit es um psychotische und Borderline-Fälle ging. Allerdings wusste man immer auch, dass man Zeichen einer positiven Übertragung nicht übersehen sollte, weil sonst die Gefahr bestand, dass die Angst zunehmen und der Patient die Analyse abbrechen könnte. Diese ziemlich einseitige Einstellung über den Umgang mit Ängsten lässt sich durch den Umstand erklären, dass in früheren Jahren die libidinösen Regungen und die positive Übertragung sehr viel stärker beachtet und untersucht wurden. Aber große Angst ist eng mit der negativen Übertragung und den aggressiven Regungen verknüpft. Damit konnte man zu einer Zeit, als man noch nicht genug über die tieferen Seelenschichten wusste, denen diese Angst entspringt, nicht angemessen umgehen.

Heute wissen wir, dass wir auf die Anzeichen, durch die latente Ängste zum Ausdruck kommen, achten und sie verstehen müssen. Die alte Ansicht, dass man mit Angst sorgfältig umgehen sollte, gilt immer noch, aber unsere Art und Weise, mit ihr umzugehen, hat sich verändert. Angst lässt sich mit Sprengstoff vergleichen. Aber Sprengstoff kann, wenn seine Zusammensetzung bekannt und seine Wirkung kalkulierbar ist, in kleinen Mengen für verschiedene Zwecke sinnvoll eingesetzt werden. Ähnlich können wir heute dank unseres Wissens um den Inhalt und die Manifestation von Ängsten sie in kleinen Mengen freisetzen und damit einer gefährlichen Anhäufung vorbeugen.

Welche psychischen Prozesse laufen ab, wenn ein bestimmtes Quantum an Angst mittels einer Deutung aufgelöst wird? Ich werde jetzt auf meine Arbeit mit Kindern zu sprechen kommen, denn in diesem Bereich ließ sich viel über tiefsitzende Ängste herausfinden sowie eine spezielle Technik entwickeln, wie diese mithilfe der Deutung aufgelöst werden konnten. Diese Erkenntnisse haben auch die Behandlungstechnik bei Erwachsenen in diesem Land stark beeinflusst.

Die Analyse tiefster Ängste bei Kindern: John und der Löwe

Ich möchte jetzt ein einfaches Beispiel aus der Behandlung eines fünfjährigen Jungen namens John nehmen, in dem die Analytikerin die Rolle einer Löwin übernehmen sollte, während bei anderen Gelegenheiten das Kind selbst einen Löwen darstellte. Wenn John der Löwe war, musste die Analytikerin sich auf die Couch legen und so tun, als schliefe sie. Es sollte Nacht sein, und John (der Löwe) würde die Analytikerin angreifen und sie auffressen. Meine Deutung war, dass der Junge eigentlich Angst hatte, von mir aufgefressen zu werden, und dass er diese Angst hatte, weil er als Löwe in diesem Spiel mich auffressen wollte. Aber mehr noch wäre er als Baby gern in dem Zimmer gewesen, in dem seine Mutter schlief und hätte sie aufessen wollen. Und diese Wünsche ließen sich noch weiter auf seinen Wunsch zurückführen, ihre Brust in einer für ihn frustrierenden Stillsituation zu verschlingen.

Diese Deutung bewirkte, dass das Kind zunächst noch ängstlicher wurde, aber schon bald wurde John freundlich und vertrauensvoll und begann ein anderes Spiel, in dem es sehr friedlich zuging. Die Analytikerin war jetzt in seiner Vorstellung zu einem freundlichen Objekt geworden. Die Deutung hatte ihm verschiedenes bewusst gemacht: (a) die Analytikerin stand für ein wildgewordenes Überich, (b) all die damit verbundenen Ängste und (c) die sadistischen Phantasien über die Analytikerin, letztlich die Mutter, wegen denen er die Analytikerin als eine unberechenbare Figur erlebt hatte.

Bevor ich auf die Veränderungen in der kindlichen Psyche durch die Auflösung dieser Angst eingehe, möchte ich einige theoretische Anmerkungen machen. Die Wirkung einer angstlösenden Deutung besteht, allgemein formuliert, darin, dass etwas bewusst gemacht wird, was zuvor unbewusst war. Nach meiner Überzeugung geht dieser Prozess damit einher, dass der Patient ein bestimmtes Stück psychischer Realität realisiert, das mit der Deutung verknüpft ist. Möglicherweise ist dieses Realisieren sogar der erste Schritt, damit etwas bewusst werden kann. Um sich dies noch klarer zu machen, sollten wir uns, wie schon erwähnt, daran erinnern, dass die Verleugnung der psychischen Realität eine der frühesten und wichtigsten Methoden der Angstabwehr ist.

Ein wichtiger Effekt der Deutung besteht darin, die Abwehr durch Verleugnung aufzuheben und zu erreichen, dass das Ich sich dem stellt, was in bestimmten Teilen der Psyche vor sich geht, sich zum Beispiel den feindlichen Regungen als solchen zu stellen, dem Wunsch, zu verschlingen und dem Objekt, auf das sich dieser Wunsch richtet: in diesem Beispiel dem Wunsch, die Analytikerin zu verschlingen. Ein anderer sehr wichtiger Teil der psychischen Realität, dem sich der Patient nach einer derartigen Deutung stellt, ist seine Angst, von seinem unkontrollierbaren Sadismus und seiner Gier mitgerissen zu werden und seine Angst vor dem daraus resultierenden Desaster. Diese Angst hat nach meiner Erfahrung eine große Bedeutung, und die gegen sie gerichtete Abwehr hat einen wichtigen Anteil an der Ich-Organisation.

Um noch einmal auf mein Beispiel zurückzukommen, bewirkte meine Deutung noch eine weitere Veränderung in der Psyche des Kindes, da der Mechanismus der Projektion, welcher der Phantasie und Angst des Kindes zugrunde lag, nicht mehr funktionierte. Die Wirkung der Löwendeutung bestand also darin, dass die Verleugnung der psychischen Realität teilweise aufgehoben wurde. Ein weiterer Anteil an diesem Prozess, bei dem etwas Unbewusstes durch diese spezifische Deutung bewusst gemacht wurde, bestand darin, dass die Verknüpfung zwischen der aggressiven Regung, der spezifischen aggressiven Phantasie und dem Objekt, auf das sie gerichtet war, hergestellt wurde. In dem von mir zitierten Beispiel war diese Verknüpfung aufgehoben, sodass der Patient nicht wusste, was er verschlingen wollte, obwohl er den Impuls spürte, etwas zu verschlingen. Darüber hinaus wusste er auch nichts über die detaillierten Phantasien, die mit diesem Impuls, etwas zu verschlingen, einhergingen. (Ich könnte hier vielleicht erwähnen, dass ich die theoretische Ansicht vertrete, dass dieses Trennen der feindseligen Regung von ihrem Inhalt und dem Objekt, auf das sie sich richtet, wahrscheinlich eine der frühesten Verdrängungen ist, die durch die Deutung aufgehoben wird.)

Auch ein anderer Abwehrmechanismus, die Verschiebung, war nicht mehr wirksam. Mithilfe dieses Mechanismus hatte die Analytikerin die Löwin dargestellt, die in der ursprünglichen Phantasie die Mutter gewesen war. Das heißt, bei der Konfrontation mit der psychischen Realität werden die verschiedenen Abwehrmechanismen in diesem Moment bis zu einem gewissen Grad außer Kraft gesetzt, weshalb die Angst steigt und manifest wird. Das ist dann der kritische Punkt, an dem »die Energie dieser Regungen, die jetzt ins Bewußtsein gelassen werden, bewußt auf den Analytiker gerichtet« (Strachey, 1935 [1934], S. 500) wird, um Strachey zu zitieren. Aber die Konfrontation mit der psychischen Realität, die ein bestimmtes Stück der Angst manifest macht, bereitet gleichzeitig den Boden dafür, dass diese Angst durch die Deutung aufgelöst wird.

Nachdem das Ich das Vorhandensein der feindseligen Regungen in all den zuvor beschriebenen Verknüpfungen realisiert hat, kann es nun die folgenden Punkte testen: (a) die Gefährlichkeit des Impulses, (b) seine Fähigkeit, sie zu einem gewissen Grad zu kontrollieren, und (c) die Reaktionen des Objekts. Auf diese Weise kann es entdecken, dass die Regung nicht so gefährlich ist wie befürchtet und dass sich das Objekt sehr von dem Objekt in seiner Phantasie unterscheidet. Um noch einmal mein Beispiel aufzugreifen: Der Patient konnte bis zu einem gewissen Grad die Situation revidieren, in der die feindselige Regung ursprünglich entstanden war. Er wurde sich bewusst, dass sich diese Regung in einer spezifischen Situation in der Vergangenheit gegen die Mutter gerichtet hatte. Durch diese Revision verlor der Impuls etwas von seiner Heftigkeit und die Situation wurde weniger bedeutsam.

Aber diese Realisierungen waren nur möglich – und hier sehen wir, wie alle diese Prozesse miteinander verwoben sind –, weil das Kind realisiert hatte, dass es seine Verschlingungsimpulse auf die Analytikerin projiziert hatte und dass die Analytikerin eigentlich eine ziemlich freundliche und hilfreiche Person war, was sich an ihrem freundlichen und verständnisvollen Verhalten zeigte, also an der geleisteten Arbeit usw.[24]

Wenn durch die Analyse der negativen Übertragung liebevolle Gefühle freigesetzt werden

Diese Realisierung war aber wiederum nur möglich, weil sich die Gefühle des Kindes grundlegend verändert hatten, nachdem liebevolle Gefühle aufgetaucht waren. Durch die Deutungen war die zuvor unterbrochene Verknüpfung zwischen den feindseligen Regungen, der aggressiven Phantasie und ihrem Objekt wieder hergestellt worden. Wie von mir bereits als allgemeines Phänomen erklärt, wird nun im Verdrängungsvorgang der Hass vom ursprünglichen Objekt abgelöst, und dabei werden auch die Liebesgefühle für das Objekt beeinträchtigt. Sie werden sich daran erinnern, dass ich in meiner zweiten Vorlesung auf die frühe Wechselwirkung von Liebe und Hass und ihr frühes Zusammenwirken in den frühesten Objektbeziehungen detailliert eingegangen bin. Wegen dieses Zusammenwirkens werden unter bestimmten Umständen, sobald die Verdrängung des Hasses aufgehoben ist, auch liebevolle Gefühle freigesetzt, und dem Analytiker gelten dann beide dieser Gefühle. Da das Individuum dazu neigt, seine destruktiven Gefühle auf das »böse« (also das gehasste) Objekt zu richten und seine

---

24 An dieser Stelle geht Klein in ihren Überlegungen von Strachey aus, wenn sie meint, die auf sie gerichtete Projektion habe sie in der Wahrnehmung des Kindes zu einer feindseligen Figur werden lassen, während sich dann als Ergebnis der Deutungsarbeit herausstellte, dass sie als freundliche und hilfreiche Figur gesehen wurde. Später haben sie und besonders einige ihrer Nachfolger (z. B. Joseph, 1981, 2003) hervorgehoben, dass die Analytikerin manchmal provoziert wird, sich feindselig zu verhalten, damit die Angst vor ihr realistisch ist.

Klein fügt noch eine Anmerkung hinzu, um sich daran zu erinnern und zu erklären: »Den Analytiker als gutes Objekt in sich aufzunehmen, resultiert nicht daraus, dass er ein freundlicher Mensch ist oder vielleicht den Patienten beruhigt oder in verschiedener Hinsicht hilfreich für ihn ist, sondern vor allem aus der analytischen Vorgehensweise, bei der er selbstverständlich eine freundliche und verständnisvolle Haltung einnehmen muss«.

Wiedergutmachungstendenzen auf das »gute« (also das geliebte) Objekt, kommen seine Wiedergutmachungsbestrebungen sowohl gegenüber dem Analytiker als auch gegenüber dem ursprünglichen Objekt ins Spiel.

Wann immer dies passiert, stellt sich eine deutliche Angstminderung ein, da Wiedergutmachungsbestrebungen ein so wichtiges Mittel sind, um mit der Angst fertigzuwerden. Tatsächlich kann man in einer Kinderanalyse oft beobachten, dass ein Kind, sobald eine Deutung sich angstmindernd auswirkt, aufhört, im Spiel Dinge zu verbrennen und zu zerstören und stattdessen ein konstruktives Spiel beginnt und friedlich wird. Dann hat das Kind seine liebevollen Gefühle auf das Objekt, die Analytikerin, projiziert, und dabei wird das Objekt in seiner Vorstellung auch zu einem guten Objekt, das heißt, die Analytikerin wird vom Ich als ein gutes Objekt introjiziert. Die Realisierung der psychischen Realität mit all den mit ihr einhergehenden Ängsten betrifft in erster Linie die Gefahren, die als innere erlebt werden. Indem das Ich ein gutes Objekt in sich aufnimmt, das seinen Ängsten wegen der bösen verfolgenden Objekte entgegenwirkt und als ein hilfreiches und innerlich unterstützendes Objekt erlebt wird, kann es seine Befürchtungen auftauchen lassen, sich ihnen eine Zeit lang stellen und sie tolerieren, bis sie durch den gesamten, von mir beschriebenen Prozess aufgelöst werden.

Vierte Vorlesung: Klinische Illustration der Übertragung und der Deutung

Ich werde nun einige Punkte, die ich in meinen Vorlesungen zur Übertragung und zur Deutung behandelt habe, anhand klinischen Materials illustrieren. Dabei werde ich weder auf Einzelheiten der Fallgeschichte noch der Anamnese eingehen, weil ich lediglich zeigen möchte, wie ein Übertragungsgeschehen frühere Erfahrungen mit sowohl realen wie phantasierten Situationen wiederholt und beim Patienten sowohl zu Erinnerungen an reale Ereignisse wie an emotionale Einstellungen führt. Diese Erinnerungen werden von Körperempfindungen begleitet, die sowohl die Phantasien dramatisiert zum Ausdruck bringen als auch tatsächlich schmerzhafte körperliche Erfahrungen in der frühen Kindheit wiederholen. Daraus ergibt sich Phantasiematerial, das sich auf die innere Welt des Patienten bezieht.

Das nun folgende Material stammt aus zwei analytischen Sitzungen (zwischen denen ein Wochenende lag) eines Patienten, der seit etwa drei Jahren in Analyse war. Es ist derselbe Fall (Herr B.), den ich bereits in meiner zweiten Vorlesung als Beispiel anführte. Über den Patienten möchte ich nur sagen, dass er noch unter dreißig und schwer krank war, mit ausgeprägten paranoiden und depressiven Zügen.

Detailliertere Diskussion des klinischen Materials von Herrn B.

Ich werde zunächst das Material wiederholen, das ich in der zweiten Vorlesung vorgestellt habe. Eines Tages begann der Patient seine Stunde in einer ziemlich negativen Stimmung. Wegen einer Umstellung meiner Termine begegnete er jetzt manchmal in meinem Haus einem Patienten, der gerade wegging und ihm nicht gefiel. Das Zusammentreffen verunsicherte ihn, es weckte Eifersucht und Angst. Dann sagte er, er habe auf dem Weg zu mir, unabhängig voneinander, einen Mann und eine Frau getroffen, die er beide kenne und beide nicht leiden könne. Die Art und Weise, wie er seinen Bericht formulierte, machte ihm – und auch mir – sehr deutlich, dass er ganz klar das Gefühl hatte, ich hätte irgendwie magisch dafür gesorgt, dass ihm diese unangenehmen Menschen über den Weg liefen.

Natürlich hatte die Angst vor mir als einer Verfolgerin in dieser Analyse eine große Rolle gespielt, sie hatte aber in diesem Stadium sehr nachgelassen und ich war eine überwiegend beschützende Figur für ihn geworden. Nun stellte sich heraus, dass das nur zum Teil zutraf und dass der Patient auf jede nur erdenkliche

Weise jeden Anlass zu vermeiden versucht hatte, der mich als eine verfolgende Figur hätte erscheinen lassen. Das war zwar nur möglich gewesen, weil sein Vertrauen insgesamt gewachsen war, aber als es so aussah, als hätte ich magisch dafür gesorgt, dass er diesen unangenehmen Menschen begegnete, sahen wir die ganze Verfolgungssituation, die die Analyse zu dieser Zeit für ihn bedeutete, in einem neuen Licht. Ich war mit diesen unangenehmen Menschen verbündet. Ich verriet ihn und gab Details aus seiner Analyse preis, insbesondere an diesen anderen Patienten, den er im Verdacht hatte, eine engere Beziehung zu mir zu haben als er. Natürlich spielte sich die Verfolgungssituation, die wir hier entdeckten, nur in seiner Phantasie ab, aber diese Phantasie hatte den Patienten sein Leben lang begleitet. Wegen seiner Verfolgungsangst waren Lehrer und Prüfer für ihn schnell in die Rolle von Verfolgern geraten. Aus der Übertragungssituation kamen wir, wie auch schon früher häufig, auf die reale Situation in seiner Kindheit zurück, als die Mutter sich bei seinen Lehrern und oft auch bei seinem Vater über ihn beklagt hatte. Er hatte immer, und teils aus gutem Grund, vermutet, dass sie mit seinem Vater über ihn redete, weil der ihn bestrafen sollte usw.

Dieses Material zeigte, dass eine Verfolgungssituation in der Übertragung, die durch ein äußeres Ereignis ausgelöst worden war – die Begegnung mit einem anderen Patienten, der ihm nicht gefiel –, Erinnerungen geweckt hatte, da er in diesem Zusammenhang auch über seine Mutter sprach, die seinen Vater gegen ihn eingenommen und dafür gesorgt hatte, dass er den Jungen bestrafte. Das Material der nächsten Stunde zeigt, wie die Verfolgungsgefühle in der Übertragungssituation Ängste aufdeckten, die sich auf eine in seinem Inneren stattfindende Verfolgung bezogen. In dieser zweiten Stunde war der Patient schwer depressiv. Zuerst erwähnte er, dass eine Deutung von mir in der vorigen Stunde ihn auf die Idee gebracht hatte, ich wollte nicht, dass er den anderen Patienten beschuldigte, den Patienten, dem er begegnet war und den er nicht leiden konnte und kritisierte. Insgesamt dachte er, dass seine Kritik und sein Hass auf alle und jeden, auch auf die Menschen, die er mit mir in Verbindung brachte, mich ärgern müssten. Da er diese Leute tatsächlich kritisiert hatte, hatte er das Gefühl, ihnen und mir wirklich etwas angetan zu haben, was ihm nur noch mehr Schuldgefühle bereitete.

Er klagte, dass er am Tag zuvor sehr depressiv gewesen sei und einen starken Druck auf der Brust gespürt habe, ein Symptom, das oft auftrat, wenn er so depressiv war. Dieser physische Druck, sagte er, lasse meistens nach, sobald er weine. Aber diese Erleichterung gehe mit einem Spannungsgefühl einher, da er dann einen brennenden Schmerz in der Brust spüre, ähnlich wie wenn man eine große Pustel auspresse. Das erinnerte ihn daran, dass seine Mutter ihm erzählt hatte, er habe mit zwei Jahren eine Otitis gehabt, die erst entdeckt wurde, als das Trommelfell platzte und der Eiter herausfloss. Das erklärte, warum er damals so viel geschrien hatte. Als er darüber sprach, tauchte zwar nicht die Erinnerung selbst wieder auf, aber das ganze Erlebnis wurde sehr real und lebendig für ihn, weil die Empfindung in seiner Brust, die sich plötzlich anfühlte wie eine Eiterbeule, aus der der Eiter quoll, in seiner Vorstellung mit seinem ganzen Spannungszustand, den Ohrenschmerzen und den Atemschwierigkeiten verknüpft wurde, die seine frühe Erfahrung begleitet hatten.

Wir konnten diese frühe Erfahrung auch mit einer Zeit in seiner Pubertät in Verbindung bringen, als er an Furunkeln litt. Ein Furunkel an seinem Finger hatte sich entzündet und musste aufgeschnitten werden. Er fuhr fort und sagte, wenn er sehr depressiv und innerlich angespannt sei, weine er und würde am liebsten »Gott, Gott« sagen, so als würde er nach Hilfe rufen. Gott erinnerte ihn an seinen Großvater, einen freundlichen alten Mann mit einem Bart, der tatsächlich eine der wenigen guten Figuren in seinem Leben gewesen war. Durch seine Assoziationen wurde jetzt klar, dass er nach dem Großvater um Hilfe gerufen hatte, wenn er wegen der Otitis Schmerzen hatte. Es könnte gut sein, dass der Großvater mehr Geduld mit ihm hatte als die Eltern, wenn er weinte.

Allerdings war der Großvater in seiner Vorstellung nicht nur eine gute Figur, da er ihn auch an einen alten Metzger erinnerte, der in der Nähe seines Elternhauses wohnte und in dessen Laden er gern ging. Auch der Metzger war ein freundlicher alter Mann, aber er spuckte oft aus und roch nach Fleisch. Dann dachte er an den großen Kühlraum, in dem die Fleischstücke aufgehängt wurden und in dem es auch unangenehm roch. Der Patient war in diesen Raum hineingegangen und hatte sich vor der Dunkelheit und Kälte sehr gefürchtet. Die nächste Assoziation war, dass er etwas früher heute am Kamin gesessen, gelesen und den auf- und abtanzenden Schatten zugesehen hatte. Es waren die Schatten des Gitterrosts, die das elektrische Licht auf die Wand hinter dem Feuer warf. Sie kamen ihm vor wie zwei Gestalten. Eine deutete er als den Teufel, die andere als seine Großmutter. Nachdem er die Schatten erwähnt hatte, sprach er über seine Verzweiflung wegen seiner durchgängigen Tatenlosigkeit, die ihm vorkam, als »lauere der Tod in ihm«. Gleichzeitig fand er es schrecklich, zu mehr Aktivität gezwungen zu werden, und er hatte oft den Verdacht, dass ich es war, die ihn dazu zwingen wollte. Er hatte das starke Gefühl, er müsste erst mit sich besser zurechtkommen, bevor er mehr arbeiten oder irgendwelche äußeren Aktivitäten in Angriff nehmen könnte. Das war in seiner Analyse oft zum Ausdruck gekommen.

Wenn er sich nicht durch mich gedrängt fühlte, war er ganz zuversichtlich, trotz seiner extrem großen Schwierigkeiten wieder zurechtkommen zu können, mehr noch, er sah darin eine sehr wichtige Aufgabe, die er zu erfüllen hatte. Aber als er am Feuer gesessen hatte, fühlte er sich durch mich unter Druck gesetzt und hatte große Zweifel an seiner Fähigkeit gehabt, diese innere Aufgabe zu erfüllen, eine Aufgabe, die gleichbedeutend damit war, geheilt zu werden. Er hatte dann eine Teetasse in der Hand gehalten und den starken Impuls verspürt, sie am Kamin zu zerdeppern, hatte es aber wegen des schrecklichen Geräusches nicht getan, das dabei entstanden wäre.

Als er mir das gesagt hatte, stellte er sich plötzlich vor, irgendwo auf einer engen Straße zu sein. An einer Straßenseite lag ein Haufen Teile, ein Stapel Menschen, und er wusste, dass es verletzte und sterbende Menschen waren, um die er sich kümmern wollte. Gleichzeitig sagte ihm eine Stimme hinter ihm, er müsse zu einer anderen Straße gehen, um sein Leben zu retten. Dann sprach er wieder über seine Tatenlosigkeit und meinte, wenn er die nicht überwinden könne, würde er lieber umherwandern, vielleicht weit weggehen und dabei helfen, verwundete Menschen zu heilen. Die Stimme hinter ihm assoziierte er mit mir, dann erwähnte er eine andere Deutung, die ich ihm in der vorausgegangenen Sitzung gegeben hatte und die ihn sehr verletzt und ihm das Gefühl vermittelt hatte, dass ich nicht genug Geduld aufbringen und nicht solange warten würde, bis er geheilt wäre. In der Deutung, auf die er sich bezog, hatte ich über seine Angst gesprochen, in der Analyse Fortschritte zu machen, weil die das Ende der Analyse bedeuten würden, was für ihn zu diesem Zeitpunkt gleichbedeutend war mit meinem und auch mit seinem Tod.

Ich muss nun noch auf ein oder zwei weitere Details aus früherem Material eingehen. Er war besessen von der Angst, dass ich seine Analyse nicht zu Ende führen würde. Dahinter verbarg sich seine sehr große Angst, unheilbar krank zu sein. Aber es gab auch diese große Zuversicht, weil durch die Analyse nach einiger Zeit sein Glaube an mich und sein Vertrauen sehr gewachsen waren, aber diese Stärkung wurde dazu benutzt, immer noch vorhandene große Zweifel zu überdecken, nämlich die Zweifel an seinen eigenen konstruktiven Möglichkeiten und an seiner Liebesfähigkeit, weil er immer noch das Gefühl hatte, sein Sadismus könne mit ihm durchgehen. Seine Zweifel an seiner Liebesfähigkeit und sein Misstrauen anderen gegenüber, sowohl äußeren als auch inneren Objekten, ließen ihn bezweifeln, ob er durch mich geheilt werden könnte. So wie die Dinge lagen, konzentrierten sich sein Vertrauen und seine Hoffnung, soweit sie sich entwickelt hatten, auf mich und auf seine Analyse, die dafür stand, mit sich selbst sowie mit seinen inneren und äußeren Objekten zurechtzukommen. Tatsächlich arbeitete er in seiner Analyse gut mit und hatte ein gewisses Zutrauen in seine konstruktiven Fähigkeiten entwickelt, aber was an Zutrauen da war, hing ganz und gar von der Beziehung zu mir und dem Fortschritt unserer Arbeit ab. Sie erinnern sich vielleicht an meinen Hinweis, dass seine starke Verfolgungsangst in Bezug auf mich im Verlauf der Analyse nachgelassen hatte, in der ersten der beiden hier vorgestellten Sitzungen aber wieder zugenommen hatte. Die ganze emotionale Situation und das Material der zweiten Stunde sind nur im Zusammenhang mit dieser Tatsache verständlich.

Jetzt möchte ich Sie daran erinnern, dass die zweite Sitzung mit Schuldgefühlen wegen seiner Aggression im Zusammenhang mit Personen begann, die in seiner Vorstellung in einer engen Beziehung zu mir standen. Er fürchtete, dass der Patient, dem er begegnet war und den er hasste, auch ihn hasste. Dieser Mann stand für die männlichen Mitglieder meiner Familie und auch für einen Bediensteten. Er nahm an, dass dieser Bedienstete und manchmal auch andere männliche Familienmitglieder sich mit mir gegen ihn verbündet hatten, wir also für ihn gefährliche Paare verkörperten, die Eltern, die sich gegen ihn zusammengetan hatten. Aber diese feindliche Allianz brachte auch mein Leben in Gefahr. Alle seine sadistischen Phantasien über einen sadistischen Vater, der seine Mutter im Geschlechtsverkehr zerstückelte, waren auf jeden Mann in meinem Haus übertragen worden. Sie werden sich daran erinnern, dass ich für sein Gefühl dafür gesorgt hatte, dass er auf dem Weg zu mir vor der Stunde diesen unangenehmen Menschen getrennt voneinander begegnen musste, weil ich mich aus feindseligen Gründen mit seinen Verfolgern zusammengetan hatte.

Die Deutung, die ich ihm in der vorigen Stunde gegeben hatte, als ich über sein Misstrauen mir gegenüber und über sein Gefühl gesprochen hatte, dass ich mich mit dem gefährlichen Vater verbündet hätte, hatten zu der tatsächlichen Verfolgung zurückgeführt, die er durch seinen Vater und seine Mutter erlebt hatte. Meine Äußerungen hatte er als hilfreich empfunden, und seine Angst hatte etwas nachgelassen, sie hatten aber einen neuen Verdacht geweckt, der sich genau auf diese Deutungen bezog. Er hatte nämlich das Gefühl, ich würde, nachdem ich herausgefunden hatte, dass er mich für eine Verfolgerin hielt und weil er so aggressiv nicht nur mir gegenüber, sondern auch gegenüber anderen Patienten und anderen Menschen war, seine Analyse aus diesem Grund jetzt beenden.

Im Material der zweiten Stunde wurde die Stimme hinter ihm, die ihm befahl, die verletzten Menschen und die herumliegenden Teile zurückzulassen und einen anderen Weg zu nehmen, um sein Leben zu retten, in seinen Assoziationen mit mir verknüpft und mit meinem Bedürfnis, ihn zu vertreiben und die Analyse zu beenden. Die Fortsetzung der Analyse und der Versuch, die verletzten Teile wieder herzustellen, bedeuteten für ihn also ein und dasselbe. Zu den sterbenden verletzten Menschen hatte er auch eine tote Großmutter und eine tote Schwester assoziiert, die in seinen Angst- und Schuldgefühlen und seinem Drang zur Wiedergutmachung eine herausragende Rolle spielten.

Aber auch ich war eines der verletzten Objekte. Wir fanden nämlich heraus, dass die Teetasse, die er aus Verzweiflung wegen seiner Vermutung, ich wollte ihn aufgeben, an die Wand hatte schmettern wollen, für mich stand. Als der Patient nach meiner Deutung realisierte, dass etwas Destruktives, das er tatsächlich hatte tun wollen, mir hatte gelten sollen, tauchten starke Angst- und Schuldgefühle auf. Da er die Tasse fast zerschlagen hätte und jetzt verstand, dass sie für mich stand, wurden seine Angriffe auf mich für ihn plötzlich sehr real. Darüber hinaus verknüpfte sich die Auswirkung seines Hasses und seiner Angst mit ähnlichen Gefühlen in der frühen Situation. Er verstand jetzt, dass sein starkes Gefühl abends am Kamin, er sollte die Teetasse nicht zerschmettern, weil das so ein schreckliches Geräusch machen würde, auf seiner Angst beruhte, er könnte mich durch Beißen, Schreien und Zerschmettern zerstören. Dieses Gefühl, das er voller Affekt in der Analyse zum Ausdruck brachte, war die Wiederholung seiner frühen aggressiven Regungen gegenüber seiner Mutter.

Seine Angst- und Schuldgefühle wegen seiner Aggression zu Beginn der Stunde waren vor allem mit seinem Impuls verknüpft, mich zu zerstören, falls ich ihn ganz und gar enttäuschen sollte, indem ich seine Analyse beendete. Seine Angst, ich könnte ihn aufgeben, entstammte seiner frühen Angst, die Mutter zu verlieren, die sich wegen seiner aggressiven Gefühle ihr gegenüber sehr verstärkt hatte, wenn er sich ihre Nähe wünschte und sie nicht da war. Und genau wegen dieser Aggression und seiner Zerstörungsimpulse mir gegenüber, wenn ich nicht erreichbar war, erwartete er, dass ich mich von ihm abwenden oder sterben würde, was gleichbedeutend damit war, dass ich seine Analyse aufgeben würde. Auch dies war eine Wiederholung seiner Gefühle für seine Mutter, als er ihre Brust wollte und nicht haben konnte. Hass und Aggression, die dadurch in ihm geweckt wurden, gaben ihm das Gefühl, dass sie nie zurückkommen würde, weil er sie getötet hatte.

Als der Patient zu Beginn der Stunde über seine Depression und seine Verzweiflung gesprochen hatte, waren diese Empfindungen mit dem Druckgefühl in seiner Brust verknüpft, das nachließ, sobald er weinte, was er damit verglich, Eiter aus einem Furunkel auszudrücken. Er hatte zu Gott um Hilfe gerufen, aber niemand war gekommen. Und auch ich kam nicht, als er allein und verzweifelt mit der Teetasse in der Hand am Kamin saß. Sein Großvater, den er mit Gott verglich, verkörperte für ihn einen guten Vater, weil die Beziehung zu seinem eigenen Vater schon sehr früh in seinem Leben sehr unbefriedigend war. Aber auch sein Großvater war eine sehr gemischte Figur für ihn. Sie werden sich erinnern, dass er eng mit dem Metzger und mit Fleischstücken in einer übel riechenden Kühlkammer assoziiert war. All das wies auf Tod und Verfall hin. Seine Phantasien von einem gefährlichen Vater, der die Mutter beim Geschlechtsverkehr zerstückelte, waren eine seiner wichtigsten Angstsituationen. Die Kühlkammer des Metzgers mit den Fleischstücken stand sowohl für den Körper der Mutter als auch für seinen eigenen, wobei die Fleischstücke für die toten und verletzten Objekte in ihm standen. Er mühte sich ständig mit der inneren Aufgabe ab, sie durch seine Analyse wieder herzustellen. Er hatte also das Gefühl, dass die verletzten Menschen auf der Straße genau wie die Fleischstücke in der Kühlkammer eigentlich in seinem Inneren waren.

Wie schon oft in seinem Material deutlich geworden war, hatte er die Mitglieder seiner Familie in seinen gierigen Phantasien in Stücke gerissen und aufgegessen, und als seine Großmutter und seine Schwester starben, hatte er ihren Tod in seiner Vorstellung mit den Verletzungen verknüpft, die er all diesen Menschen in seiner Phantasie zugefügt hatte. Von seinem Vater hatte er die Vorstellung, dass auch er auf ähnliche Weise die Mutter beim Geschlechtsverkehr zerstückeln und aufessen würde, wodurch das Bild des Metzgervaters entstand. Es gab viele Hinweise darauf, dass der Körper seiner Mutter tote Kinder enthielt, die ebenfalls in Stücke gerissen waren. Der Tod seiner Schwester als Baby hatte diese Phantasie bestätigt und verstärkt. In dem Material der zweiten Stunde waren zunächst die Fleischstücke in der Kühlkammer und dann die menschlichen Körperteile aufgetaucht, nachdem er über seine Verzweiflung gesprochen hatte, er könnte die Aufgabe, mit sich selbst zurechtzukommen, vielleicht nie meistern. Weil er glaubte, ich würde seine Analyse aufgeben und ihn dazu drängen, äußerlich aktiv zu werden, wurde seine Verzweiflung noch schlimmer.

Als er über die Teetasse sprach, die er am liebsten zerdeppert hätte, hatte er zunächst daran gedacht, mich zu zerschmettern. Dann hatte er plötzlich die Vorstellung, auf einer Straße zu sein, auf der viele Teile lagen, die für sein Gefühl Stücke von verletzten Menschen waren. Er hatte sich um sie kümmern wollen, war aber von der strengen Stimme, die für mich stand, abgehalten worden. Die Stimme drängte ihn, einen anderen Weg zu nehmen, um sein Leben zu retten. In seiner Phantasie rief ich ihn weg, erst von seiner inneren Aufgabe, nämlich der Analyse, zu einer äußeren und dann von der Straße mit den verletzten Menschen (die Fleischkammer – sein Inneres) auf einen anderen Weg, nämlich zu äußeren Aktivitäten.

Ich möchte Sie daran erinnern, dass er tatsächlich gesagt hatte, wenn ich seine Analyse aufgäbe, würde er entweder sterben oder weit weggehen und verwundeten Menschen helfen. Ein besonders wichtiges Detail ist, dass die mit mir assoziierte Stimme – sein Überich – ihn warnte, er würde sterben, wenn er bei den verletzten Menschen bliebe. In seiner Depression war die Angst vor seinem eigenen Tod identisch mit dem Tod seiner guten inneren Objekte und mit dem Desaster in seinem Inneren. Er hatte dies wiederholt in der Beziehung zu mir als einem äußeren Objekt zum Ausdruck gebracht und gesagt, er habe das Gefühl, wenn ich sterben sollte, würde er auch sterben.

Ein wichtiger Faktor in seinem Unglück und seiner Depression waren seine Schuldgefühle, weil für ihn das ganze Desaster in ihm aus seiner Aggression resultierte. Aber er erlebte seine Aggression als unkontrollierbar, zum Beispiel, wenn er die Teetasse, eigentlich seine Mutter, an die Wand werfen wollte, weil ich für ihn verdächtig geworden war und auch, weil ich nicht da war, wenn er mich brauchte. Eine andere Quelle seiner Angst war, dass er nicht einmal seinen guten Objekten trauen konnte, da in seinem Erleben der gute Großvater sich so leicht in den metzelnden Vater verwandeln konnte und ich so leicht zu einer Verfolgerin werden konnte.

Wir sehen hier, dass eine der Gefahrenquellen seine eigene Aggression und Gier war. Er erlebte diese Empfindungen als unkontrollierbar, sodass sie eine seiner stärksten Ängste waren. Eine andere Gefahrenquelle war das Böse seiner Eltern, die in der Vorstellung des Patienten mit ihrem gefährlichen Geschlechtsverkehr immer weitermachten – dargestellt in den tanzenden Schatten am Kamin, dem Teufel und seiner Großmutter – und nicht dazu gebracht werden konnten, damit aufzuhören.[25]

Ich habe jetzt zwei Quellen der Angst um seine Objekte und sein Ich benannt, aber die Situation ist sogar noch komplizierter. In seinen Assoziationen wurde ich durch verschiedene innere und äußere Figuren repräsentiert. Ich war eine der verletzten Personen, war die zerschmetterte Teetasse in seinem Inneren, und seine Sorge – eigentlich eine Frage auf Leben und Tod – war, wie er mich und seine anderen inneren Objekte wiederherstellen könnte. Aber ich war auch eine äußere strenge Stimme, die Analytikerin, die ihn zu verlassen drohte. Damit würde ich mir allerdings selbst schaden und auch ihm, da ich ihm, wenn ich ihn wegschickte, keine Gelegenheit gab, mich in seinem Inneren wieder herzustellen.

An dieser Stelle prallten die durch mich verkörperten inneren und äußeren Figuren aufeinander, was für ihn ein unlösbarer Konflikt war, umso mehr, weil es in dieser ganzen Situation keine gute innere Figur gab, die ihm hätte helfen können, seine Objekte wiederherzustellen.

---

25 In diesem Beispiel beschreibt der Text die Großmutter als die Großmutter des Teufels. Ich nehme an, dass es sich um einen Tippfehler handelt und der Patient eigentlich von seiner Großmutter sprach. Ganz klar ist das aber nicht.

Wenn er die Zweifel an mir in Schach halten und glauben konnte, mit mir zusammenarbeiten zu können, erlebte er mich, als würde ich als die zerschmetterte und verletzte Figur mich selbst in seinem Inneren wieder- herstellen, also wieder eine hilfreiche Figur sein. Aber dieses Empfinden, unterstützt zu werden, löste sich auf, wenn er mich plötzlich als äußere Verfolgerin erlebte, sodass er mich dann auch als diejenige verlor, die ihn innerlich unterstützte. An dieser Stelle tauchte in der Situation ein zuvor gut maskierter starker suizidaler Impuls auf. Das wäre ein Ausweg gewesen. Ein anderer Impuls wäre, loszuwandern und weit weg zu gehen, wo er verletzten Menschen helfen könnte. Das war ein Versuch, seine inneren Objekte durch Externalisierung zu retten und ihnen in der Außenwelt zu helfen. Außerdem würde er mich als ein äußeres Objekt vor seiner Aggression bewahren, wenn er wegginge.

Das Material dieser beiden Stunden illustriert einige der bereits erwähnten Punkte. In der Übertragungssituation war ich zur Verfolgerin geworden. Als wir diese Angstsituation analysierten, entdeckten wir, dass ich eine ganz und gar phantastische Figur repräsentierte, die magisch dafür sorgen konnte, dass er verfolgt wurde. Auf diese Weise gelangten wir zu früheren Erfahrungen, die weiter zu sehr frühen Kindheitserlebnissen zurückführten. Und dann entdeckten wir, wie sehr ich ein verfolgendes inneres Objekt und ein verletztes inneres Objekt repräsentierte. Das bedeutet, dass wir durch die Untersuchung der Übertragungssituation sehr tiefe Schichten des Unbewussten erreichten und die Ängste wegen der inneren Situationen analysieren konnten, die seinen Schwierigkeiten zugrunde lagen.

Auf diesem Weg gelangten wir zu Erfahrungen und frühen Erinnerungen, sodass die mit diesen Erfahrungen verknüpften Gefühle und Phantasien wiederbelebt wurden. Wir entdeckten, dass die Schmerzen und all das körperliche Unwohlsein bei seiner frühen Erkrankung die phantastische Vorstellung des Patienten über sein Körperinneres verstärkt hatten. Die schmerzhaften Empfindungen in seinem Ohr während der Otitis verknüpfte er unbewusst mit seiner Brust und seinem gesamten Inneren, das er wie eine große Eiterbeule erlebte. Wenn er als kleines Kind schrie, hatte er seine Hassgefühle, die schlechten Exkremente, welche die Waffen seines Hasses waren sowie seine bösen Objekte aus sich herauspressen wollen. Seine körperlichen Schmerzen und Spannungen als Kleinkind waren auch mit seinem Schreien und den Atemproblemen verknüpft und spielten bei der Entwicklung seiner Verfolgungsphantasien eine Rolle, da sie sowohl auf äußere Objekte projiziert als auch inneren Objekten zugeschrieben wurden. Mehr oder weniger ausgeprägt ist dies ganz allgemein ein Faktor bei der Entstehung von Verfolgungsphantasien.

Zur selben Zeit tauchte eine Vielfalt an Emotionen auf, deren Verbindung zu frühen Situationen klar wurde. Zum Beispiel lösten sein Hass und seine Angst vor seiner eigenen Destruktivität tiefes Bedauern, Kummer und Trauer aus, weil er davon ausging, dass sein Liebesobjekt sterben würde. Diese Angst war sogar noch stärker als die Befürchtung, sein eigener Körper könnte zerstört werden, und ging mit sehnsüchtigen und liebevollen Gefühlen für das Objekt einher. Die Suizidphantasie belebte von neuem Todeswünsche gegen innere Objekte, aber auch Kummer und Trauer.

Die Vielfalt der wiederbelebten Situationen entsprach der Vielfalt an Figuren, die ich für ihn darstellte. Zunächst war ich eine äußere Verfolgerin und wurde dann allmählich zu einer sehr omnipotenten Verfolgerin; dann war ich eine internalisierte, verletzte Figur, einer der verletzten Menschen, um die er sich kümmern wollte, als er die Teetasse zerschmettert hatte. Und als die strenge Stimme war ich eine gemischte und sehr komplizierte innere und äußere Figur. Ich vertrieb ihn von den verletzten Menschen und hinderte ihn daran, diese und mich wiederherzustellen, was in seiner Phantasie in der Idee zum Ausdruck kam, ich wollte seine Analyse beenden. Aber bei den sterbenden Menschen zu bleiben, bedeutete Tod und Suizid, da sie für sein Erleben in ihm waren. Deshalb rettete ich ihm das Leben, als ich ihm befahl, wegzugehen. In der Übertragungssituation stand die Analyse manchmal für Suizid. In seiner Phantasie, in der er weit wegging, um verletzten Menschen zu helfen, war ich zu zwei verschiedenen äußeren Objekten geworden: eine, die er unverletzt als seine Analytikerin zurückließ und die andere, der er als verwundeter Person in einem fernen Land helfen wollte. Als sich gegen Ende der zweiten Stunde die Depression aufgehellt hatte, ließ seine Angst nach und er sprach wieder von dem Vertrauen, das er in mich als seine Analytikerin hatte; ich war in seiner Vorstellung sowohl äußerlich als auch innerlich wieder eine bessere Figur geworden. Die Analyse der verschiedenen Phantasiefiguren, die die Analytikerin für ihn verkörperte, bewirkte, dass er sie in einem realistischeren Licht wahrnahm. Darüber hinaus bedeutete dies auch, dass der Patient auch frühere, sogar sehr frühe Erfahrungen in einem weniger phantastischen Licht sehen konnte.

Solche Veränderungen sind ein Anzeichen dafür, dass wir dem Hauptziel des psychoanalytischen Prozesses einen Schritt nähergekommen sind: der Milderung der Strenge des Überichs. Das heißt, wir haben bestimmte Veränderungsprozesse in der Psyche des Patienten in Gang gesetzt, mit deren Hilfe die Angst vor seinen furchterregenden Imagines geringer geworden ist und die bösen Imagines in seiner Vorstellung weniger bedrohlich geworden sind. Oder anders gesagt haben wir einen eher gutartigen Kreislauf in der Psyche des Patienten initiiert. Angst und im Gegenzug Aggression haben nachgelassen, konstruktive Seiten und Liebesgefühle sind stärker in den Vordergrund getreten, Vertrauen und Zuversicht haben insgesamt zugenommen. In diesem Zusammenhang möchte ich noch einmal betonen, dass wir, um dieses für die psychoanalytische Arbeit wesentliche Ziel zu erreichen, uns von dem Prinzip leiten lassen, die Übertragungssituation in Verbindung mit der Erkundung des Unbewussten mithilfe des einzigartigen Instruments der Deutung zu analysieren. Ich glaube nicht, dass es irgendeinen anderen Weg gibt, wie der Analytiker versuchen könnte, für den Patienten zu einer realistischeren Figur zu werden.

Eine Zusammenfassung der Assoziationen in der zweiten Stunde

Um es uns zu erleichtern, Schlussfolgerungen aus diesen unterschiedlichen Assoziationen zu ziehen, möchte ich kurz die Assoziationen in der zweiten Stunde zusammenfassen.

- Er fühlte sich depressiv und hatte ein Druckgefühl in der Brust.
- Er hatte das Gefühl, dass ich ihn ablehnte, weil er die anderen Patienten kritisierte und weil er überhaupt voller Hass war.
- Weinen löste einen brennenden Schmerz aus und erinnerte ihn an Eiter, der aus einer Pustel ausgepresst wurde, an die frühe Otitis und an sein Schreien, als der Eiter ausgedrückt wurde.
- Es wurde ein Zusammenhang hergestellt zwischen dem Druckgefühl in der Brust, den Pusteln und seiner momentanen Anspannung, aber auch mit seinen Atemproblemen während der Otitis.
- »Gott, Gott« anzurufen, wurde mit dem freundlichen Großvater assoziiert, auch mit dem Metzger und dem Kühlraum mit den Fleischstücken. Er erinnerte sich an seine Angst, als er in dem dunklen und kalten Kühlraum war.
- Er erinnerte sich auch daran, am Kamin zu sitzen, an die Schatten hinter dem Kaminrost, welche Bilder des Teufels und seiner Großmutter wachriefen.
- Er beschrieb, wie er fast eine Teetasse zerschmettert hätte.
- Seine Tatenlosigkeit, als lauere der Tod in ihm.
- Seine Befürchtung, ich könnte ihn zu äußeren Aktivitäten zwingen wollen.
- Er fühlte sich durch mich zu äußeren Aktivitäten gedrängt und aus seiner Analyse vertrieben und deshalb daran gehindert, etwas in sich zurechtzu-

rücken. Die Verknüpfung zwischen dieser Angst und dem Wunsch, die Teetasse zu zerschmettern.

- Die Straße mit den verletzten, sterbenden Menschen, die zerstückelt auf einem Haufen lagen.
- Die Stimme hinter ihm, die ihn von dieser Straße weg und auf eine andere scheuchte, um ihm das Leben zu retten.
- Sein Gefühl, lieber sterben zu wollen, wenn er seine Analyse nicht fortsetzen könnte.
- Seine Angst und sein Misstrauen, als ich seine Angst vor Fortschritten in der Analyse im Zusammenhang mit seiner Angst, die Analyse zu beenden, gedeutet hatte; seine Todesangst und die Tatsache, dass mich zu verlassen für ihn gleichbedeutend mit Tod war.
- Seine ganze Hoffnung konzentrierte sich auf die Analyse, die für ihn bedeutete, sich selbst sowie seine inneren und äußeren Objekte wiederherstellen zu können.
- Die erneute Angst, ich könnte ihn wegen seiner feindseligen Einstellung anderen Patienten gegenüber wegschicken, die für ihn zu einem unerträglichen Misstrauen mir gegenüber führte.
- Der Patient, dem er begegnete und die männlichen Mitglieder meiner Familie, die für den Vater standen. Der gefährliche Geschlechtsverkehr der Eltern, das feindselige Paar, das für ihn gefährlich wurde und er gefährlich für das Paar.
- Ich hatte nun all sein Misstrauen und seinen Hass auf meine Freunde entdeckt und würde deshalb die Analyse beenden.
- Ich schickte ihn von den verletzten Menschen weg, die für seine innere Aufgabe und seine inneren Objekte standen, was meinen Tod bedeuten würde, weil ich eine der Verletzten war. Internalisierte Menschen, zerschmetterte Menschen.
- Der Zusammenhang zwischen dem Zerschmettern der Teetasse aus Frustration und dem gesteigerten Hass sowie dem frühen Beißen, Schreien und Zerschmettern der Mutter. Die Angst, seine Liebesobjekte durch den Tod zu verlieren und mit ihnen zu sterben. Das ereignete sich unabhängig davon, ob er bei den Verletzten blieb oder sie verließ.

Dieses Material hat gezeigt, wie ein Übertragungserleben frühere Erfahrungen von sowohl realen als auch phantasierten Situationen wiederholt und zu Erinnerungen an tatsächliche Ereignisse und emotionale Einstellungen des Patienten führt. Dieses Erleben geht mit Körperempfindungen einher, in denen sowohl die

Phantasien dramatisiert als auch tatsächliche schmerzhafte Erfahrungen in der frühen Kindheit wiederholt werden. Dies führt zu Phantasiematerial über die innere Welt des Patienten, über das Feuer im Kamin, den Kühlraum, die Reise usw., und gleichzeitig tauchen mit diesen Phantasien über seine innere Welt auch Impulse zu realen äußeren aggressiven Handlungen auf, wie zum Beispiel das Zerschmettern der Teetasse, die Angriffe auf die Analytikerin und ihre Freunde und seine Anschuldigungen. Der Patient fühlt sich depressiv wegen seiner inneren Verfassung, also dem in ihm lauernden Tod, und wegen seiner Beziehung zur Außenwelt, also wegen seiner Aggression und seiner Hassgefühle gegenüber tatsächlichen Dingen und Menschen. All dies sollte deutlich machen, wie die Analyse der Übertragung die Verbindung zwischen der Gegenwart und der Vergangenheit sowie zwischen der äußeren und der inneren Welt aufdeckt und wie dies zur Integration der Persönlichkeit des Patienten beiträgt.

Fünfte Vorlesung: Erfahrungen und Phantasien[26]

Die große Bedeutung der frühen Erfahrungen für die Entstehung der Neurose war Freud von Anfang an klar. Die kathartische Methode ging von der Hypothese aus, dass schmerzliche Erfahrungen seelische Störungen verursachen, weil die mit diesen Erfahrungen einhergehenden Affekte verdrängt werden. Als Freud die wichtige Rolle der Sexualität in der Ätiologie der Neurose erkannte und die »Wunschphantasien« entdeckte, veränderte sich seine Einstellung zu Erfahrungen als einem ätiologischen Faktor. Er entdeckte, dass es eine psychische Realität gab. Diese Entdeckung unterscheidet die Psychoanalyse von allen anderen Aspekten der Geisteswissenschaften, und diese Entdeckung ist die Grundlage für alles, was später in der Psychoanalyse erarbeitet wurde.[27] Seit dieser Zeit waren die Bedeutung der frühen Erfahrung und die Bedeutung der psychischen Realität fundamentale Prinzipien der Psychoanalyse; nur wurde die Wechselwirkung zwischen beiden Aspekten nicht immer genügend berücksichtigt.

Hinsichtlich der frühen Erfahrungen wurde in der Vergangenheit das größte Gewicht auf traumatische Erfahrungen gelegt. Es trifft zu, dass in der Psychoanalyse auch verstanden wurde, wie wichtig der kontinuierliche Einfluss durch die Umwelt war, zum Beispiel durch die Haltung der Eltern. Meines Erachtens macht Freuds Konzept des Überichs deutlich, dass die Wechselwirkung zwischen früher Erfahrung und psychischer Realität nicht genügend berücksichtigt wurde. Analytiker vom Kontinent vertraten noch bis vor wenigen Jahren die Auffassung, dass ein strenges Überich fast ausschließlich auf die Strenge der Eltern zurückzuführen sei. Diese Überbetonung des Umweltfaktors und die unzureichende Berücksichtigung intrapsychischer Prozesse bei der Entstehung eines strengen Überichs haben nach meiner Erfahrung die Entwicklung der Theorie und Technik auf unterschiedliche Weise beeinflusst und sind zum

---

26 Siehe auch Anhang B in diesem Buch.

27 Für Klein steht psychische Realität hier für die Realität des Phantasielebens des Patienten im Unterschied zur äußeren Realität, wie sie der Patient erinnert oder wie sie von anderen beobachtet wird. Manchmal bezieht sich Klein bei der äußeren Realität auf Erfahrungen und bei der psychischen Realität auf die Phantasie. Auf diese Unterscheidung hat natürlich schon Freud hingewiesen, als er die Verführungstheorie aufgab, bei der das Phantasieleben ignoriert worden war. Sowohl Freud als auch Klein machen ganz klar, dass die äußere Realität nicht ignoriert werden darf und dass die Interaktion zwischen innerer und äußerer Realität für die psychoanalytische Einstellung fundamental wichtig ist.

Teil auch für die Vorurteile und starken Vorbehalte gegenüber der Frühanalyse und überhaupt der Kinderanalyse verantwortlich.[28] Einige Jahre lang haben viele Analytiker sogar behauptet, die Neurose eines Kindes sei nur auf die Neurose der Eltern und falsche Erziehungsmethoden zurückzuführen, und man müsse lediglich die Eltern analysieren oder beraten, um die Neurose eines Kindes zu heilen.

Rückblickend kann man sehen, dass in der Psychoanalyse lange der Umweltfaktor einerseits und das Phantasieleben und die intra-psychischen Prozesse andererseits behandelt wurden, als wären sie mehr oder weniger getrennte Einheiten. Sich nicht mit der Wechselwirkung zwischen beiden zu befassen hat eine große Kluft hinterlassen, die erst jetzt durch die im Lauf der etwa letzten zehn Jahre in England geleistete Arbeit ausgefüllt wird. Anscheinend konnte die ganze komplexe Interaktion zwischen den Umweltfaktoren und dem Phantasieleben des Kindes erst entdeckt und im Einzelnen herausgearbeitet werden, nachdem die tiefsten Seelenschichten zugänglich geworden waren. Erst dann wurde klarer, welchen Anteil Phantasien und die durch diese Phantasien geweckten Ängste am Leben des Kleinkindes haben.

Die hierzulande in der Frühanalyse geleistete Arbeit hat aufgezeigt, wie frühe Phantasien und Angstsituationen entstehen und wie der Einfluss freundlich gesonnener Menschen zur Entstehung guter Imagines führt und die Angst vor bösen Imagines verringert, während der Einfluss frustrierender und bedrohlicher realer Objekte und Situationen geeignet ist, die Vorherrschaft der bösen inneren Objekte zu verstärken. Was für eine wichtige Rolle Erlebnisse und Erfahrungen von Entwicklungsbeginn an spielen, ist erst wirklich fassbar geworden, als das kindliche Phantasieleben und frühe Angstsituationen verstanden wurden. Erst auf diese Weise hat sich die Möglichkeit eröffnet, die richtige Perspektive auf beide Aspekte zu gewinnen.

Wie Sie wissen, habe ich mich in diesen Vorlesungen viel mit der ständigen Wechselwirkung zwischen realen Erfahrungen und Phantasien befasst; es ist selbstverständlich, dass jedwedes analytische Material nur diskutiert werden kann, wenn diese Interaktion berücksichtigt wird. Heute Abend möchte ich anhand klinischen Materials die Analyse realer Erfahrungen in Verbindung mit der Analyse von Phantasien vorstellen und dann zu einigen theoretischen und praktischen Schlussfolgerungen kommen.

---

28 In diesem Abschnitt der 5. Vorlesung wiederholt Klein einige der Argumente, die sie in dem Abschnitt aus C53 bereits anführte, der am Ende der ersten Vorlesung eingefügt wurde.

Ein Aspekt dieser Wechselwirkung ist, dass Phantasien eine wichtige Rolle für das Entstehen realer Erfahrungen spielen. Aber wie auch immer es zu der realen Erfahrung gekommen ist, ihre Bedeutung für das Individuum wird durch die mit ihr einhergehenden Phantasien bestimmt sowie durch die Phantasien, die durch diese Erfahrung ausgelöst werden, und durch die mit diesen Phantasien verknüpften Gefühle, Ängste und Schuldgefühle.

Sollten wir die frühen Erfahrungen isoliert und unabhängig von ihrem Zusammenwirken mit Phantasien betrachten, stellte sich die Frage, was wir denn eigentlich gegen diese Erfahrungen in der Analyse tun können? Natürlich würden wir unseren Patienten unsere volle Aufmerksamkeit schenken, unser Mitgefühl und Verständnis angesichts ihrer Sorgen und Schmerzen oder sonstigen Gefühle, die mit diesen Erfahrungen verbunden waren. Wir könnten zum Beispiel nicht erwarten, dass ein Patient, der von seiner Mutter vernachlässigt oder schlecht behandelt wurde, geheilt wird, nur weil wir unser Mitgefühl oder unser Verständnis zum Ausdruck bringen oder weil wir ihm Gelegenheit geben, seine Gefühle angesichts dieser Erfahrungen auszudrücken oder abzureagieren – was natürlich alles eine gute Sache ist.

Aber wenn es uns gelingt, die Phantasien zu verstehen, die durch das lieblose Verhalten der Mutter bestätigt und verstärkt wurden, und wenn wir verstehen, in welchem Ausmaß Schuld- und Angstgefühle an den Regungen und Phantasien des Betreffenden im Zusammenhang mit diesen Erfahrungen wirksam waren, dann können wir bis zu einem gewissen Grad die verheerenden Auswirkungen dieser Erfahrungen rückgängig machen. Eigentlich klingt dies selbstverständlich, aber es ist gut, sich das in Erinnerung zu rufen, weil man geneigt sein könnte, zu sehr auf die Lieblosigkeit der Mutter zu achten und weniger auf die Phantasien, die diese Erfahrungen für den Patienten so schmerzlich machten. In späteren Phasen der Analyse kommt es sehr häufig vor, dass Erinnerungen an eine liebevolle Mutter auftauchen, die es neben der lieblosen auch gegeben hatte; vielleicht entdeckt man sogar, dass der Patient die Lieblosigkeit der Mutter in seiner Vorstellung durch Projektionen sehr übertrieben dargestellt hatte.

Ein weiterer, ebenfalls zu berücksichtigender Punkt ist die Frage, inwieweit ein Kind, das sich aus inneren Gründen Bestrafung und Strenge wünscht, möglicherweise die Haltung seiner Mutter ihm gegenüber beeinflusst hat. Wenn der Patient in der Analyse dahin kommt, diese Fakten zu verstehen, was in der Regel möglich ist, sobald seine Schuldgefühle nachgelassen haben, dann ist er in der Lage, die ganze Situation in einem anderen Licht zu sehen. Dann können wir feststellen, dass seine Vorwürfe und seine Bitterkeit, die seine gesamten Beziehungen zu anderen Menschen beeinflusst haben und ein weiterer Grund für sein Unglück waren, nachlassen und freundlicheren Gefühlen Platz machen.

Ich möchte nun zeigen, dass durch die Analyse oft deutlich wird, dass die schreckliche Mutter gar nicht so schrecklich war oder jedenfalls weniger schrecklich als der Patient es sich vorgestellt hat und dass es auch Vertrauen und Freundlichkeit gab, für die er dankbar ist. Im Gegensatz dazu kann die Analyse oft auch zeigen, wie sehr die Mutter in der Vorstellung des Patienten idealisiert und ihre Unzulänglichkeit verleugnet wurde, und dann auch zeigen, welche psychischen Auswirkungen ihre Unzulänglichkeit auf das Kind hatte.

In anderen Fällen wiederum sind die Phantasien über die Mutter und die furchterregenden Vorstellungen von ihr von der realen Mutter dissoziiert, was ein idealisiertes Bild von ihr entstehen lässt, bei dem ungute Erfahrungen verdrängt worden sind. Auch hier besteht die Aufgabe der Analyse darin, diese Vorstellungen mit der Figur der realen Mutter in Verbindung zu bringen. Dabei kommt es zu einer Vereinheitlichung der Bilder, und dann erscheint dem Patienten die Vergangenheit in einem zutreffenderen Licht.

Klinisches Material: Herr D.[29]

Ich möchte nun einen Patienten vorstellen und versuchen, dabei auch seine ganze Persönlichkeit, seine Einstellungen, seine Symptome und etwas von seiner Geschichte einzubeziehen. Der Patient beklagte sich oft über den immensen Einfluss seiner Mutter auf seine Entwicklung und über die unglückliche Beziehung seiner Eltern. Zum Beispiel beschrieb er, wie die ablehnende Haltung seiner Mutter Männern gegenüber sich darin widerspiegelte, dass sie seinem Vater nie Wertschätzung entgegenbrachte und dass diese Tatsache ihn in jeder Hinsicht unglücklich gemacht hatte.

Er beklagte seine Frustration angesichts der Tatsache, dass ihm so wenig Beachtung und so wenig Verstehen entgegengebracht wurden. Als Beispiel führte er an, dass seine Mutter ihn nie zu seinem Internat begleitet habe. Diese Klagen wie

29 In diesem Kapitel musste das klinische Material editorisch stärker als in anderen Kapiteln überarbeitet werden. Im Original besteht das im Archiv vorhandene klinische Material häufig aus abgekürzten Aufzeichnungen und flüchtigen Notizen. Ich habe versucht, daraus einen kohärenten und leserlichen Text zu machen. Aus diesem Grund habe ich die ursprünglichen unbearbeiteten Notizen über die Analyse dieses Patienten als Anhang angefügt (siehe Anhang B, S. 165).

auch ihre prüde Einstellung zur Sexualität und ihr Hass auf das männliche Genitale zeigten sich in ihrer Haltung gegenüber seinem Vater und spiegelten sich in seiner Beziehung zur Psychoanalyse. Der Patient sollte, so meinte er, glauben, es sei falsch, ein männliches Genitale zu haben. Aber er fand die Haltung seiner Mutter auch widersprüchlich, weil er gleichzeitig als der hübsche Junge galt. Er hatte das Gefühl, dass sie ihn verführte und durchklingen ließ, dass sie ihn seinem Vater und seinem Bruder vorzog. Diese Erfahrungen hatten möglicherweise damit zu tun, dass er in seinem späteren Leben einige sexuelle Probleme entwickelte.

Die Geburt seiner Schwester war ein wichtiges Ereignis, und solche Erfahrungen sind oft für Kinder und auch für Erwachsene von großer Bedeutung. Viele Menschen haben das Gefühl, dass die plötzliche Ankunft eines Geschwisters ihr gesamtes Leben verändert hat, was manchmal mit dem Gefühl assoziiert wird, die Liebe der Mutter oder eines Kindermädchens verloren zu haben.

Im Erleben des Patienten machte die Mutter im Kinderzimmer unnötig viel Getue um das Baby, sie war so pingelig, dass sie sich überhaupt nicht an dem Baby freuen konnte und es ihm nie anvertraute. Aber seine Einstellung zu seiner Schwester war ambivalent, er liebte sie auch und verwandte viel Zeit darauf, ihr etwas beizubringen. Seine Schwester hatte ihre eigenen Probleme, was ihm Schuldgefühle machte, weil er sich dafür verantwortlich fühlte. Nach der Geburt seiner Schwester hatte er jedes Vertrauen zu seiner Mutter verloren. Er blieb ein guter Junge, wandte sich aber innerlich von ihr ab. Es fühlte sich an wie »eine Gratwanderung zwischen Liebe und Hass«.

Der Patient gewann im Lauf der Analyse viele Einsichten, aber er blieb dabei, dass die Vergangenheit nicht zu ändern und auch an seinen Gefühlen nichts zu ändern sei. Seine Erfahrungen ließen Enttäuschung, Schmerz, Hass und Misstrauen zurück. Wie sehr die Erfahrungen im Kinderzimmer sein Leben beherrschten, zeigte sich, wann immer ihm Unrecht geschah. Dann waren es für sein Gefühl die »Erwachsenen«, die ihm etwas angetan hatten.[30]

In der Übertragung wurde ich leicht zur Mutter oder dem frustrierenden Kindermädchen. Das führte zu Schwierigkeiten, weil er sich durch meine Deutungen angeschuldigt fühlte. Gefühle des Misstrauens wechselten mit dem Gefühl großer Einsicht. Er berichtete detailliert über frühe Aggressionen, die mit schrecklicher

30 Hier galten die Klagen des Patienten vor allem den äußeren Einflüssen, die in seinen Augen traumatisch und Schuld an seiner jetzigen Situation waren. Im Anschluss daran zeigt Klein, wie sie in der Übertragung zur verfolgenden Figur wurde und wie dies einen großen Teil seiner frühen Aggressionen und Ängste aufdeckte.

Angst einhergingen. Träume zeigten, dass er seine Fäzes und seinen Urin als gefährlich für seine Schwester erlebte, als könnte sie vergiftet und verbrannt werden. Zum Beispiel assoziierte er zu einer Defäkation im Traum, dass ein Mann erschossen wurde. Es war schwierig, die Verknüpfung zwischen bösen Exkrementen und der Beziehung zu seiner Schwester zu deuten, aber die Deutung führte zu größerem, wenn auch sehr unbeständigem Vertrauen.

Er betrachtete die Stunden bei mir als seinen Besitz; sie gehörten ihm und entschädigten ihn für seine Frustration. Bis jetzt war er bei mir nie einem anderen Patienten begegnet, aber nachdem ich meine Termine umgestellt hatte, traf er auf den Patienten vor ihm, einen Jungen.[31] Am nächsten Tag kam er zu spät, weil er diese Begegnung vermeiden wollte. Er versuchte, dies mit einem Scherz abzutun, denn der Junge hätte ja sagen können: »Oh, dieser Mann ist gekommen.« Nach einer Schweigepause folgte ein hasserfüllter, empörter Ausbruch. Als ich ihn einmal eine Minute warten ließ, beklagte er sich, ich hätte mein Versprechen gebrochen, seine Stunden zu beschützen.

Der Patient deutete selbst, dass die Begegnung mit dem vorigen Patienten die unerwartete Ankunft seiner Schwester wachgerufen hatte. Die Begegnung weckte große Ängste und brachte zugleich neue Kenntnisse über ihn und seine Geschichte. Selbst wenn ich im Vorhinein angekündigt hätte, dass er vielleicht einem anderen Patienten begegnen könnte, hätte das für ihn keinen Unterschied gemacht, glaubte er. Mein Vorschlag, dass wir den Stundenbeginn um zehn Minuten verlegen könnten, um diese Begegnung zu vermeiden, ärgerte ihn. Seine Angst- und Verfolgungsgefühle waren für ihn unerträglich, und was auch immer wir dagegen unternähmen, würde nichts daran ändern. Für sein Erleben war die Analyse absolut schlecht. Alle Deutungen waren falsch und lösten den Wunsch aus, die Analyse abzubrechen. Er fühlte sich hilflos und konnte nichts daran ändern: »Meine Armee steht bereit, und ich halte ganz und gar zu ihr.«

In den nächsten Tagen kam er sehr spät, manchmal nur für ein paar Minuten. Wieder lehnte er den Vorschlag ab, seine Sitzung um zehn Minuten zu verschieben. Für ihn hatte sich alles verändert, auch mein Haus, was ihm das Gefühl gab, die Sicherheit des Kinderzimmers verloren zu haben. Aber er kam jeden Tag, obwohl er mir jeden Tag sagte, dass er beschlossen habe, nicht mehr zu kommen. Manchmal kam der Patient sehr spät und hatte deswegen Schuldgefühle, insbesondere wegen der Zeitvergeudung. Trotzdem war einiges an sinnvoller Arbeit

31 Es ist auffällig, dass sowohl der in der zweiten und vierten Vorlesung beschriebene Patient Herr B. als auch Herr D. in diesem Kapitel sich dadurch gestört fühlten, dass sie wegen geänderter Termine anderen Patienten begegneten.

möglich, auch wenn er nur ein paar Minuten da war. Manchmal überzog ich auch um ein paar Minuten.[32]

Er wusste meine Haltung zu schätzen und verstand meine Deutungen über sein Zuspätkommen, fand aber, dass ihm nichts helfen könnte. Alles war, wenigstens teilweise, nur ein Beweis dafür, dass er mich nicht brauchte. Seine Angst vor Begegnungen mit dem Jungen führte zu weiteren Deutungen über seine gegen das Kind und mich gerichteten Aggressionen, was wiederum neue Ängste auslöste. Selbst wenn ich in der Lage wäre, das Kind aus dem Weg zu schaffen, würde ihm das nicht mehr helfen, sagte er und fügte hinzu, er fühle sich, als falle er in einen schrecklichen Brunnen voller brennendem Pech und Unheil. In diesen kurzen Sitzungen legte er sich nicht auf die Couch. Oder wenn er es tat, stand er bald wieder auf und setzte sich entweder ans Ende der Couch oder blieb stehen.

Sein Hass, sagte er, fühlte sich an, als läge Gift auf seinem Gehirn. In ihm brodle ein Kessel, der außer Kontrolle geraten und überkochen könnte. Es gab eine Verknüpfung zwischen seinen Worten und Gedanken, die er mit geheimen Attacken durch brennende und giftige Exkremente gleichsetzte.[33] Nach einer ausführlichen Deutung seiner Befürchtung, er würde insgeheim das Kind und mich zerstören, schlief der Patient ein. Er träumte, er habe einen falschen Namen aufgeschrieben. Es gab zwei Namen, die für seine beiden Seiten standen, den eines netten Mannes und den eines bösen Mannes.

Er beschrieb einen Alptraum, in dem er sich durch Wasser in einem Teich vergiftet fühlte. Dazu assoziierte er ein Desinfektionsmittel in einem Badeteich und das Gefühl, sein Ohr sei durch Wachs verstopft. Dann bekam er Angst, als das Licht angemacht wurde, und er fürchtete, er könnte vom Garten aus gesehen werden. In einem anderen Traum verwandelte sich eine Raupe in eine große Fledermaus, die ihn mit vorwurfsvoller Stimme wegen irgendetwas beschuldigte, was ihm große Schuldgefühle machte. Er stopfte sie in einen Topf und legte einen Deckel drauf, um sie zum Schweigen zu bringen. Er wachte aus diesem Alptraum mit dem Gefühl auf, dass die Gastgeberin eines Essens, zu dem er mit seiner Frau eingeladen war, ihn vergiftet habe. Er erinnerte sich an ein kleines Kind, das beim Frühstück mit dem Daumen Butter auf der Tischdecke verschmiert hatte, wozu ihm das Wachs in seinem Ohr und das Gift einfielen. Ich deutete, er habe das

32 Es ist interessant festzustellen, dass Klein bereit war, ihre Termine an den Patienten anzupassen, um ihm die Begegnung mit dem anderen Patienten zu ersparen und manchmal auch die Stunde um ein paar Minuten überzog, wenn er sehr spät kam.

33 An dieser Stelle wiederholt Klein seine Bemerkung: »Meine Armee steht bereit, und ich halte ganz und gar zu ihr.«

Gefühl, dass seine Mutter und seine Schwester ihn vergiftet hätten, weil er selbst sie vergiftet hatte. Er äußerte eine gewisse Einsicht und meinte, es wäre alles in Ordnung, wenn er nur aushalten könnte, angeschaut zu werden. Ich deutete seine Angst vor dem erleuchteten Zimmer, das für sein Inneres stand, in dem die aus Mutter und Schwester zusammengesetzte Figur in seiner Mutter eingequetscht war.

Die Analyse seiner heimlichen Waffen – Brennen und Vergiften – führte zu der Erinnerung, wie er als Kind einmal nach einem schlimmen Traum schlafwandelte. Er fand sich in einer Zimmerecke wieder, wollte urinieren und rannte dann weg. Er erinnerte sich jetzt, dass er auch in der Nacht mit dem Alptraum zuvor uriniert hatte. Es folgte weiteres Material über Träume, in denen er, unterwegs mit seiner Frau und den Kindern, im Freien gekotet und Angst und Scham empfunden hatte. Alles hatte sich in ein künstliches Grün verwandelt und er befürchtete, vergiftet worden zu sein.

Es ging ihm besser. Er beschrieb ein berufliches Unterfangen, das er heimlich in die Wege geleitet und erst im letzten Moment erwähnt hatte, weil er mich im Verdacht hatte, etwas gegen seine Aktivitäten zu haben. Er befürchtete, ich würde sie ihm wie seine Mutter kaputtmachen. Wenn sie ihn einen hübschen Jungen nannte, hatte er sich gefühlt, als schmölze er wie Butter vor einem Feuer. Das war für ihn wie eine Kastration. Die Bewunderung seiner Mutter erlebte er immer als ziemlich bedrohlich. Für ihn bedeutete das, durch ihre Verführung in ein Komplott gegen seinen Vater hineingezogen zu werden.

In einem anderen Traum begegnete er meinem jungen Patienten, der ihn anlächelte, als wollte er ihm signalisieren, wie gern er von ihm erkannt werden würde. Der Patient guckte erst weg, lächelte dann aber den Jungen ebenfalls an. Wie sich nun herausstellte, hatte er den Eindruck, ich traute ihm nicht mit dem Jungen, als ich ihm eine Verlegung seiner Stunde anbot, um die Begegnung zu vermeiden. Das führte zu Erinnerungen an seine Liebe zu seiner Schwester und ihm fiel wieder ein, wie er in Babysprache mit ihr geredet hatte, ihr was beigebracht und sie bewundert hatte. In der Übertragung tauchte dies in der Form auf, dass er versuchte, mein Englisch zu verbessern.

Immer mehr Material zu den Schuldgefühlen gegenüber seiner Schwester tauchte auf. Zum Beispiel führte die Bemerkung seiner Mutter, in ihm stecke ein kleiner Teufel, zu Erinnerungen an frühe sexuelle Handlungen mit seiner Schwester. Im Zusammenhang mit seinen Ängsten über Vergiftungen und seine gefährlichen Fäzes war er in seinen Einfällen ein Löwe. Der Löwe war für seinen Halter gefährlich, und die Einfälle des Patienten führten zu der biblischen Geschichte über den toten Löwen und die Bienen und das Süße, das aus dem

Maul des Löwen kam. Hier stand der Löwe für die toten Eltern als Löwen in ihm, aus deren Stärke Süßes hervorkam.[34] Reue und Schuldgefühle wegen der Gefahren seiner Sexualität für seine Schwester wechselten mit Ängsten vor inneren Gefahren. Er und sein Penis waren böse wegen seines Hasses und wegen der gefährlichen Objekte in seinem Inneren.

In der Übertragung wurden seine sexuellen Phantasien mit mir als seiner Mutter stärker und lösten unmittelbar Kastrationsängste aus. In einem Traum ging er zu einer Hochzeit. Der Vater der Braut war krank und nicht länger anwesend. Das Haus war dunkel, leer und kahl (bare). Seine Einfälle bezogen sich auf die entblößten (bare) Arme der Braut und ihre Sezierung. Im nächsten Traum fuhr er mit dem Zug zu einer Hochzeit oder einer Beerdigung und verlor unterwegs zwei Taschen. Er war verzweifelt, fand aber einen hilfreichen Gepäckträger. Er beschloss weiterzugehen, so wie er gerade angezogen war, als könnte er vielleicht irgendwann die Taschen wiederfinden. In der Übertragung tauchte eine hoffnungsvollere Seite auf. Die Taschen repräsentierten die Eltern und sein Genitale, das er vielleicht zurückbekommen würde. Die Tatsache, dass die eine Tasche im Lieferwagen war und er die andere bei sich hatte, schien ein Versuch zu sein, die Eltern zu trennen, einen Elternteil draußen und den anderen in sich zu behalten, sodass es keine Hochzeit und keine Beerdigung geben würde. Seine Angst vor dem gefährlichen Geschlechtsverkehr der Eltern wurde deutlicher. Es sollte festgehalten werden, dass der Patient keine bewusste Erinnerung an irgendwelche Gedanken über die Sexualität seiner Eltern hatte. Das hatte er die ganze Zeit vehement verleugnet und heftig abgewehrt.

In einem anderen Traum tauchte eine laute und vulgäre Frau im Elf-Uhr-Gottesdienst in einer Kirche auf. Es war die Zeit für seine Sitzung bei mir. Die Frau brüllte laut und machte eine nette Person lächerlich. Zu der netten Person assoziierte er eine Verwandte, die vor kurzem gestorben war. Der Gedanke an sie amüsierte ihn, er konnte nichts dagegen tun. Wieder verwies dies auf eine Situation, in der er sich mit seiner Mutter gegen seinen Vater verbündete, ihn lächerlich machte und tötete, was Trauer über seinen Vater und Schuldgefühle in der Ödipussituation auslöste.

Dann hatte er einen sexuellen Traum, in dem er mit einer Frau in einem Teich Geschlechtsverkehr hatte, was in der Übertragung dazu führte, dass er sich ver-

---

34 Die Geschichte steht in der Bibel im Buch der Richter 14:5, in der Simson einen Löwen tötete und in dessen Aas einen Bienenschwarm und Honigwaben fand. Dann stellte Simson seinen Gefährten ein Rätsel und sagte »zu ihnen: Speise ging aus von dem Fresser, und Süßes ging aus von dem Starken« (Buch der Richter 14:14).

zweifelt fühlte und als Resultat des Ödipuskonflikts sterben wollte. Er war traurig über den Verlust seines Vaters und war sich seiner gefährlichen Sexualität bewusst, zu der auch gehörte, die Frau zu sezieren und zu vergiften und seine Ängste zu internalisieren.

Danach gab es mehr Fortschritte. In einem Traum tauchte ein prachtvoller schwarzer und grauer Kranich auf, der sowohl elegant als auch intelligent wirkte. Er verhielt sich wohlerzogen und gab ihm und einer anderen Figur die Hand, einer sehr idealisierten und erfolgreichen Version seiner selbst. Das bezog sich sowohl auf mein Händeschütteln als auch auf Kraniche in anderen Ländern einschließlich Afrika. Ich dachte, der Kranich stand für eine innere wie auch für eine äußere Version von mir. Er räumte ein, in seiner bewussten Vorstellung mir gegenüber jetzt freundlichere und liebevollere Gefühle zu haben.

Die Kennzeichen des Kranichs waren mit einer bewunderten Mutter verknüpft, aber auf diese Gefühle reagierte er immer mit einer zunehmenden Depression, Zaghaftigkeit und Verzweiflung. Dann folgten Bemerkungen über Masturbation und darüber, wie alles schlimmer wurde im Zusammenhang mit seiner Rivalität und Feindseligkeit gegenüber Vaterfiguren. Er fing an, so heftig zu konkurrieren wie nie zuvor. In einem Traum war ein kleines Mädchen vergewaltigt worden. Er dachte, es habe sich um seine Schwester gehandelt, da ihm ein Zeitungsausschnitt eingefallen war, in dem das Wort »vergewaltigt« vorkam.

In einem anderen Traum lag eine Frau im Bett, seine derzeitige Freundin. Er wollte sich zu ihr legen, ihr etwas erklären und sie berühren, tat es aber nicht, weil er dachte, unter der Decke könnte ein Mann liegen. Er erwähnte ihr Haar, das sehr schnell grau geworden war, was sich sowohl auf die Übertragung als auch auf seine Mutter bezog und ihn daran erinnerte, dass auch der wunderschöne Kranich grau gewesen war.

Wichtige Ängste vor seiner Mutter, die den gefährlichen Vater in sich hatte, traten deutlicher hervor. Sie standen für eine Verschiebung des bedrohlichen Vaters auf die Mutter, die dadurch zu einer unangenehmen Figur geworden war. Wie immer nach solchen Fortschritten und Geständnissen in der Analyse war ich zu einer total verfolgenden Figur geworden, die sowohl für seinen Vater als auch seine Mutter stand oder für ein Kindermädchen, das seine frühe Beziehung zu seiner Schwester aufgedeckt hatte, oder für einen Vater, der seine sexuelle Beziehung zu seiner Mutter entdeckt hatte.

Konflikte über seine Sexualität in der Übertragung führten zu Ängsten, er könnte seiner Frau untreu werden, sie deckten eine alte Situation auf, in der er entweder seiner Mutter oder seiner Schwester untreu geworden war. Das führte zu weiteren Einzelheiten über seine Beziehung zu seiner Schwester. Es gab eine

Erinnerung an einen dunklen Schrank im Kinderzimmer, der groß genug war, damit ein Kind sich darin verstecken konnte. Er hatte das Gefühl, dass sich in diesem Schrank etwas zwischen ihm und seiner Schwester abgespielt haben könnte.

Weiteres Material beinhaltete einige spezielle Dinge, die er mir zuvor noch nicht erzählt hatte, auch über eine Masturbationsphantasie, in der sein Großvater eine Rolle spielte. Plötzlich erkannte er etwas aus dieser Zeit wieder, es war, als wäre sein Großvater gerade gestorben und als wäre ein Schwert auf ihn heruntergefallen. Er fand in diesem Moment, dass sein Vater überhaupt nicht gut war, da er ihn nie ermutigt oder gelobt hatte.

In einem Traum war er in einer Kirche. Er saß in einer Bankreihe und schämte sich sehr, weil er dreimal eingeschlafen war, und zwar jedes Mal, wenn die Gemeinde aufgestanden war und gesungen hatte. Er wachte in dem Traum fürchterlich beschämt auf, weil sein Vater hinter ihm saß. Voller Affekt sagte er, seine Eltern würden immer zusammen bleiben. Als er zum zweiten und dritten Mal aufwachte, war es nicht mehr so schlimm und die Reihenfolge im Traum hatte sich umgekehrt. Eine Erinnerung an seine ins Gebet vertieften Eltern überdeckte eine Beobachtung ihres Geschlechtsverkehrs. Das führte auch zu der Angst, in der Kirche ohnmächtig zu werden und zu weiterem Material über den Geschlechtsverkehr.

Er hatte einen Alptraum, in dem er in einem dunklen Wald zwei Wilderer sah und hinter sich im Dunkeln so etwas wie eine Katze. Dann einen anderen Traum, in dem er durch eine Pille vergiftet wurde. Er erwähnte auch eine Frau, die sich in einen Mann verwandelte. Dann wurde sie zu jemand, den er vergiftete, und das Resultat war, dass er selbst vergiftet wurde. Bei diesen Gelegenheiten hatte er in der Analyse schlimme Angstzustände. Der Schrecken, in den ich ihn durch meine Deutungen versetzte, wäre sein Tod. Weitere Details tauchten auf. Das Ticken der Uhr in meinem Raum hörte sich schrecklich klar an, wie der Knall, wenn ein Streichholz angezündet wird. Es war fürchterlich und verknüpfte sich mit seiner Kastrationsangst. Nach solchen Angstzuständen tauchte die positive Übertragung wieder auf.

In einem anderen Traum wurde er aus dem Fond eines Autos katapultiert. Zwei kämpfende Personen wurden zu einer. Wir fuhren auf der rechten Seite der Straße, also der falschen. Dann träumte er von einer blutigen Knolle Rote Bete. In der Nachbarschaft gab es eine nette Frau. Meine Deutung der aus dem Auto geworfenen Leute führte zu einem Vergleich mit Herodot.

In einem Traum, der ihn fürchterlich erschreckte, ging es um das Häuten eines Vogels. Verschiedene Figuren, auch Frauen und das Gefühl, dass es etwas mit Sexualität zu tun hatte. Er häutete eine Bachstelze (heimisch) und einen Kreuzschnäbler (Kernbeißer). Das Häuten beinhaltete auch einen Geschlechtsverkehr, bei dem sowohl das Objekt als auch der Penis gehäutet wurden. Seine Einfälle führten zu einer frühen Erinnerung an das Häuten eines Vogels mit sehr rotem Fleisch. Er merkte an, dass Amateure beim Häuten den ersten Schnitt an der Vorderseite setzen. Über diese Träume konnte er immer erst gegen Stundenende sprechen. Sie erinnerten ihn an seine frühen Kastrationsängste durch den Vater und an den gefährlichen Geschlechtsverkehr, der seine basale Vorstellung der bösen Urszene war. Die gesamte Vorstellung von seiner Mutter wurde durch diese frühen Phantasien bestimmt, und seine Reaktion auf solche Träume und Phantasien bestand immer darin, dass Frauen böse und kastrierend seien. Er versuchte, die Angst vor einem kastrierenden Vater auf seine Mutter zu verschieben, was seine Angst vor ihr als einer Frau, die ihn wegen des Häutens kastrierte, noch verstärkte.

Diskussion

Dieses Material hat gezeigt, dass tatsächliche Erfahrungen des Patienten wie die Geburt seiner Schwester und auch die Erfahrung mit der Urszene eine große Bedeutung für seine Entwicklung hatten, allerdings nur wegen der Phantasien und Schuldgefühle aufgrund seiner feindseligen Regungen gegenüber seiner Schwester. Schuldgefühle und Ängste wegen seiner sexuellen Beziehung zu ihr gehen auf seine frühen Phantasien zurück, die seine Sicht der Mutter beeinflussen.

Das Material, das nur ein Auszug aus der Fülle an Material aus seiner Analyse ist, macht deutlich, wie das Phantasieleben des Patienten seine frühen Erfahrungen geprägt hat. Wir können sehen, dass sich die Beziehung zu seiner Schwester nur im größeren Kontext der Beziehung zu seiner Mutter und zu seinem Vater verstehen lässt, sowie im Kontext der Beziehung der Eltern untereinander und zu ihren Kindern. Seine Rivalität mit seinem Vater erzeugte Kastrationsängste, was wiederum dazu führte, dass das Kind seinen Hass vom Vater auf die Mutter verschob. Das hatte auch großen Einfluss auf seine Schuldgefühle wegen seiner Schwester und führte dazu, dass er eine feminine Position einnahm, in der er seiner Mutter nicht nur das Baby rauben wollte, noch bevor die Schwester geboren wurde, sondern auch wegen des Babys eifersüchtig auf sie war, weil er das Baby für sich haben wollte. Diese Eifersucht ist genauso wichtig wie die tatsächliche Eifersucht auf die Schwester wegen der Aufmerksamkeit und Liebe der Mutter, die sie ihr entgegenbrachte und die der offenkundige Grund für seinen Hass zu sein schienen, möglicherweise ist sie sogar noch wichtiger.

Alle diese Elemente ließen sich allerdings nur im Zusammenhang mit seinen Ängsten um seine eigenen internalisierten Objekte verstehen, zu denen auch der böse kastrierende Vater gehörte. Daraus war seine Angst entstanden, er könnte der Mutter den guten Penis des Vaters geraubt und ihr nur den bösen zurückgelassen haben, was zu der ständigen Forderung geführt hatte, er solle der Mutter die Babys zurückgeben und sie dadurch wiederherstellen. Alle diese Gefühle und Ängste beeinflussten die Beziehung zu seiner Schwester.

Ich wollte Ihnen zeigen, dass die Auswirkungen dieser frühen Erfahrungen nur durch eine lange und geduldige Analyse der durch diese Erfahrungen ausgelösten Ängste und Phantasien des Patienten zu verstehen sind, aber dass diese Erfahrungen sich wiederum nur wegen der schon seit seinen frühesten Kindertagen in ihm wirksamen Phantasien und Ängsten so nachhaltig auf ihn auswirken konnten.

Sechste Vorlesung: Die Analyse des Grolls

In meiner letzten Vorlesung habe ich über die Analyse realer Erfahrungen gesprochen und habe, um Ihnen ein Beispiel zu geben, einen Fall vorgestellt, bei dem Anschuldigungen gegen Menschen in seiner Umgebung, sowohl in der Gegenwart als auch in der Vergangenheit, eine große Rolle gespielt haben. Anklagen dieser Art stellen uns in der Analyse vor Schwierigkeiten, und mir scheint dieses Thema von so allgemeinem Interesse, dass ich genauer darauf eingehen möchte. Patienten teilen uns oft viel über ihre gegenwärtigen und früheren Beziehungen zu anderen Menschen mit, und das ist natürlich ein wichtiger Teil der Analyse. Es kann vorkommen, dass sie diese Beziehungen idealisieren oder sie so verzerren, dass der Analytiker nicht beurteilen kann, inwieweit die Klagen eines Patienten über die Handlungen oder Einstellungen anderer Menschen ihm gegenüber gerechtfertigt sind. Dies gilt besonders am Anfang einer Analyse und oft auch noch später, sodass der Analytiker sich in seinem Urteil zurückhalten und unparteiisch bleiben muss. Trotzdem wird er natürlich voller Mitgefühl hören, was der Patient in diesem Zusammenhang erlitten hat.

Aber selbst wenn der Analytiker in vollem Umfang anerkennt, welche Schmerzen und Verletzungen dem Patienten zugefügt wurden und wie ungerecht er behandelt wurde, wird das oft nicht ausreichen, weil der Patient darauf wartet, dass der Analytiker sein Missfallen und seine Empörung über die Behandlung, die andere ihm zuteilwerden ließen, zum Ausdruck bringt. Diese Patienten wünschen sich den Analytiker, unter anderem, oft als Verbündeten und wollen von ihm auch die Bestätigung hören, dass andere Menschen für ihre Schwierigkeiten verantwortlich sind, damit sie ihren Schuldgefühlen ausweichen können. Mit Situationen dieser Art zurechtzukommen, kann sehr heikel sein und verlangt vom Analytiker viel Takt und Einsicht.

Wenn der Analytiker dem Patienten nicht zeigt, dass er seine tatsächlichen Schwierigkeiten, die er durchgemacht hat oder gerade durchmacht, wirklich versteht, wird ihm der Patient das zu Recht übelnehmen, was sich störend auf die Arbeit auswirken wird. Ein gleichermaßen schwerwiegender – wenn nicht sogar schwerwiegenderer – Fehler wäre es allerdings, wenn der Analytiker diesen Erwartungen des Patienten nachgibt und ihm beipflichtet, wenn er seine Angehörigen beschuldigt. Es ist nicht leicht, einen Weg zu finden zwischen einem mangelnden Mitgefühl einerseits und dem anderen Extrem, der Kollusion mit dem Patienten. Ich sehe hier ein technisches Problem, das – vielleicht mehr noch als andere Probleme der Behandlungstechnik – eng mit der Einstellung des Analytikers und seiner inneren Haltung verknüpft ist.

Zu dem ersten Fehler, einem Mangel an Mitgefühl, könnte es unter anderem dann kommen, wenn der Analytiker sich zu stark mit denjenigen identifiziert, die angeschuldigt werden, sodass er aus persönlichen Gründen dem Patienten diese Anschuldigungen übelnimmt. Wenn er den anderen falschen Weg einschlägt und dem Wunsch des Patienten nach einem Verbündeten nachgibt und zu aktiv auf dessen Groll eingeht, wird er bald übermäßig stark in der Situation involviert sein. Vor allem wird die Übertragungssituation unklar werden. Indem der Analytiker zum Verbündeten des Patienten wird, ist er zwar vorübergehend zu einem guten Objekt geworden und hat damit eine überwiegend positive Einstellung ermutigt. Der Patient wird dann aber nicht in der Lage sein, die anderen Figuren, die der Analytiker im wechselvollen Spiel der Übertragungssituation ebenfalls repräsentieren sollte, hochkommen zu lassen. Der Analytiker würde also vermeiden, die furchteinflößenden Phantasiefiguren mit sich in Verbindung zu bringen, sodass diese nicht analysiert werden können, oder anders gesagt, wird die negative Übertragung dann verdeckt sein und nicht analysiert werden. Wenn der Analytiker es versäumt hat, die Klagen und den Hass des Patienten in Bezug auf seine Person in der Übertragungssituation zu deuten, hat er die Gelegenheit verpasst, diese feindseligen Impulse zu deuten. Es wird dann zunehmend schwieriger für ihn werden, die Kontrolle über die analytische Situation zu behalten.

Denn dann gibt sich der Analytiker vielleicht damit zufrieden, dass die Klagen des Patienten über andere tatsächlich berechtigt sind und er Grund genug hat, den Analytiker als eine gute Figur zu behandeln. Er könnte argumentieren, dass der Patient jetzt in einer völlig anderen und erfreulicheren Situation sei als früher, nämlich in der Situation, sich jemandem anvertrauen und seine Kritik äußern zu können, in seiner Sexualität nicht eingeschränkt zu sein usw., jetzt also im Analytiker tatsächlich eine gute und hilfreiche Vater- oder Mutterfigur gefunden zu haben. Auch wenn dies bis zu einem gewissen Grad stimmt, ist das ganze Argument doch oberflächlich und falsch. Denn selbst wenn die Vorwürfe des Patienten gegen bestimmte Menschen in der Vergangenheit oder Gegenwart mehr oder weniger gerechtfertigt sind, gehen diese Vorwürfe doch immer bis zu einem gewissen Grad wegen der Projektion mit Verfolgungsgefühlen einher, die mithilfe der Deutung der Verfolgungsgefühle im Zusammenhang mit der Person des Analytikers analysiert und verstanden werden sollten. Das Misstrauen und die feindseligen Gefühle in Verbindung mit dem Analytiker sind lediglich verdeckt, wenn sie nicht in der Übertragungssituation zugelassen werden. Und das bedeutet, dass der Analytiker nicht in der Lage sein wird, den Patienten zu heilen.

Dies ist nur ein Sonderfall des allgemeinen Prinzips, dass wir jetzige und frühere Beziehungen und Erfahrungen nur verstehen können, wenn wir die Übertragung analysieren. Selbst wenn dem Patienten in der Vergangenheit übel mitgespielt wurde oder er gegenwärtig unter einer schwierigen Situation leidet, sollte die Anerkennung dieser Tatsachen uns nicht an der Einsicht in die projektiven Mechanismen hindern, die im Zusammenhang mit dem Groll des Patienten wirksam sind, und auch nicht an der Einsicht in den Anteil, den seine Phantasien an der Erfahrung haben, die er uns vermittelt. Wie wichtig die Einstellung des Analytikers zu seiner Arbeit ist, wird in diesen Zusammenhängen sehr klar. Wenn er in der Lage ist, die Angehörigen des Patienten unvoreingenommen im Blick zu behalten und auf Anzeichen für eine negative Übertragung zu achten und sie nicht zu umgehen, dann wird er auch in der Lage sein, seine Arbeit nicht durch die weiter oben beschriebenen Störungen beeinträchtigen zu lassen.

Ich möchte betonen, dass es den Analytiker sehr in seiner Arbeit behindern könnte, wenn es ihm schwer fällt, sich dem Hass und der Aggression des Patienten zu stellen, die ganz klar hinter seinen Vorwürfen stecken, und er diese Gefühle in der Übertragungssituation nicht zulassen kann, also nicht zulassen kann, dass sie sich gegen ihn selbst richten.

Bei dem Fall, den ich in der letzten Vorlesung vorgestellt habe, aber auch bei anderen, habe ich festgestellt, dass ich den aktuellen Schwierigkeiten des Patienten völlig gerecht werden konnte, ohne seine Partei gegen die Menschen, über die er sich beklagte, zu ergreifen. Es trifft zu, dass der Hass und die Verbitterung sich früher oder später gegen den Analytiker richten werden, denn wenn er sich nicht mit dem Patienten gegen diese »bösen« Menschen verbündet, wird der Patient das Gefühl haben, der Analytiker ergreife deren Partei. Aber damit lässt sich umgehen, wenn man die Übertragungssituation ständig analysiert. Bei Herrn D., der sehr schwer zu behandeln war, war es mir immer wichtig, ihn merken zu lassen, dass ich seine aktuellen, sehr beträchtlichen Schwierigkeiten und auch seine früheren voll anerkannte. Indem ich einerseits seine Klagen über seine Mutter, seine Frau und andere sowie andererseits seine Vorwürfe gegen mich analysierte, versuchte ich es zu vermeiden, Partei zu ergreifen. Trotzdem beschuldigte er mich, ihn nicht zu verstehen, ihm nicht genug Aufmerksamkeit zu schenken und ihm nicht zu glauben, was ihm alles angetan wurde, sodass wir feststellten, dass ich in seiner Vorstellung völlig mit diesen Menschen identifiziert war und er das Gefühl hatte, ich hätte mich mit ihnen gegen ihn verbündet.

Einmal hatte er das Gefühl, dass ich es gewesen sei, die Jungen in Mädchenpyjamas gesteckt hätte, etwas, das ihm in seiner Kindheit tatsächlich widerfahren war.[35] Was Herrn D. vorkam, als würde ich die reale Situation nicht anerkennen, er sich also zu Recht beklagen, stellte sich als Übertragungssituation heraus, die ich hätte undeutlich werden lassen, wenn ich seinem Drängen nachgegeben hätte, von mir in seinem Groll unterstützt zu werden. Indem wir seine verschiedenen Erfahrungen mit seinen Gefühlen in der Übertragung verknüpften, konnten wir verstehen, welchen Anteil seine Angst und seine Phantasien nicht nur am Zustandekommen bestimmter Erfahrungen hatte, sondern auch daran, wie diese sich auf ihn auswirkten.

Nachdem es einige Fortschritte in der Analyse gegeben hatte, sagte er mir eines Tages, ich sei die ganze Zeit seiner Frau gegenüber sehr fair gewesen. Er räumte darüber hinaus ein, dass ich seine ganze Situation verstanden hätte. Obwohl ihm so sehr daran gelegen war, dass ich ihm beipflichtete und die Schuld den Menschen um ihn herum anlastete, wurde doch deutlich, dass er es mir sehr übelgenommen hätte, wenn ich darauf eingegangen wäre.

Manche Patienten versuchen, die Kontrolle über den Analytiker und die analytische Situation zu bekommen und außerdem den Analytiker bestimmte Rollen übernehmen zu lassen, die in das Muster ihrer Phantasien passen. Aber obwohl diese Patienten uns anscheinend dazu bringen wollen, die Menschen zu beschuldigen, über die sie sich beklagen, uns also daran hindern wollen, die Situation zu analysieren, richten sie doch auch den starken Wunsch an uns, unparteiisch zu bleiben und ihnen gegen ihren Hass und die von ihnen selbst als böse erlebten Regungen beizustehen. Ich würde sogar noch weiter gehen und behaupten, dass Patienten unbewusst wissen, ob wir sie richtig analysieren oder nicht. Auch wenn sie anscheinend meistens etwas anderes wollen – Aufmerksamkeit, Anerkennung, Liebe, Nahrung, Beruhigung, Beistand –, sind sie unbewusst ganz gut in der Lage anzuerkennen, wenn der Analytiker ihr Spiel nicht mitmacht und stattdessen die richtige Einstellung zu seiner analytischen Arbeit beibehält, auf die sie ihre ganze Hoffnung auf Hilfe richten.

Ich beziehe mich hier auf meine dritte Vorlesung, in der ich mich damit beschäftigt habe, was in einem Patienten während einer Deutung vorgeht und dazu führen kann, dass in seinem Erleben die Bosheit seiner bösen Objekte nachlässt und das Gute seiner guten Objekte zunimmt. Die Entlastung durch eine Deutung, die tatsächliche Auflösung eines Stücks seiner Angst ist deshalb für den Patienten etwas Einzigartiges und wird von ihm auch so erlebt.

35 Dieser Vorfall wird in der fünften Vorlesung nicht erwähnt. Klein beschrieb aber, dass er sich kastriert fühlte, als ihn die Mutter einen hübschen Jungen nannte.

Das Wissen, dass der Analytiker das Richtige getan hat, erlebt der Patient auf einer tieferen Ebene, als wäre ein gutes und hilfreiches Objekt mit seinem Körperinneren gut umgegangen.[36] Wie stark sich dieses Gefühl einstellt, sobald die analytische Situation hergestellt ist, zeigt sich an der Tatsache, dass unsere Patienten den kleinsten Fehler in der Handhabung der Technik erfassen, der uns vielleicht unterläuft. Ihr Urteilsvermögen reicht vielleicht sogar so weit, dass sie uns einen solchen Fehler ganz gut vergeben können, wenn sie das Gefühl haben, dass wir auf dem richtigen Weg sind und einen Fehler korrigieren können. Aber diese Mitwirkung ist nur möglich, wenn der Analytiker die Übertragungssituation angemessen handhabt und im Großen und Ganzen auf außeranalytische Methoden, wie zum Beispiel zu viel Beruhigung usw., verzichtet. Überraschenderweise haben Patienten von der Art, wie ich sie hier diskutiere, deren Realitätssinn verzerrt ist und die so stark unter Verfolgungsphantasien leiden, gleichzeitig eine zutreffende Vorstellung von ihrem Analytiker, seiner Einstellung zu seiner Arbeit und von der Arbeit selbst.

Um diese empirische Tatsache zu erklären, müssen wir die frühe Situation des kleinen Kindes betrachten. Egal wie verfolgt das Kind sich vielleicht fühlt und egal, wie verzerrt vielleicht das Bild der Eltern in seiner Phantasie ist, so nimmt es doch auch die Eltern in sich auf, wie sie wirklich sind, nimmt ihre Freundlichkeit und Hilfsbereitschaft ebenso wahr wie ihre Fehler. Und auch wenn das Kind vielleicht kein ganzes und wahres Bild all dieser verschiedenen realen Aspekte der Eltern aufbaut, so gehen diese Aspekte doch nicht einfach verloren, sie bleiben wie alles andere in seiner Psyche erhalten. Ich habe im Verlauf dieser Vorlesungen darauf hingewiesen, dass Liebe unter Hass begraben werden kann. Eng damit verknüpft gilt auch, dass eine realistische Vorstellung über andere Menschen unter einem verzerrten Bild begraben sein kann.

Bis zu einem gewissen Grad nimmt das Kind die Objekte in seiner Umwelt so in sich auf, wie sie wirklich sind. Darüber hinaus entwickelt es Liebesgefühle zu diesen realen Personen. Das heißt, die Gefühle für diese realen Personen bestehen neben seinen Wünschen, Ängsten und anderen Motiven, aus denen heraus das Kind sich an seine Mutter und andere Menschen bindet. Diese frühen Liebesgefühle können mit Trauer, Verlustangst und Schuldgefühlen einhergehen, weil das Kind das geliebte Objekt wegen seines unkontrollierbaren Sadismus und seiner Gier in der Phantasie angegriffen hat. Deshalb versucht das Ich, sich mehr oder

36 Klein war beeindruckt davon, wie bei einigen Patienten der von ihnen erlebte Schmerz und das körperliche Unbehagen die Phantasien über ihr Körperinneres verstärken können. Siehe zum Beispiel Herrn D., der in der vierten Vorlesung beschrieben wird.

weniger stark von diesem Objekt zu lösen, wendet sich vielleicht sogar ganz ab und verstärkt seinen Hass, um den mit seinen Liebesgefühlen verknüpften Konflikten zu entgehen.

Daher überwiegt vielleicht das verzerrte Bild des Objekts, und das reale Bild ist mehr oder weniger vergraben. Diese Auffassung des Objekts, wie es wirklich ist, taucht zwangsläufig in der Übertragungssituation wieder auf. In Verbindung damit gewinnt der Patient darüber hinaus zunehmend Einsicht in seine eigenen seelischen Prozesse und gleichzeitig die Einsicht in die tatsächlichen Gefühle und Motive anderer Menschen. Das können wir vielleicht sogar bei der Analyse schwerer Fälle von Verfolgungsangst feststellen, wenn der Patient hin und wieder eine erstaunliche Einsicht in die Art der analytischen Arbeit entwickelt und auch anerkennt, was der Analytiker tatsächlich leistet, während er ihm gleichzeitig alles Mögliche vorwirft. Der Fortschritt der Arbeit hängt davon ab, diese Einsicht Schritt für Schritt zu vertiefen, indem die mit den Phantasieobjekten verknüpften Ängste und Verfolgungsideen abgebaut werden. Diese Vorgehensweise bildet einen absoluten Kontrast zu dem, was passiert, wenn der Analytiker die Tendenz des Patienten unterstützt, die Menschen in seiner Umgebung anzuklagen. Ich habe beschrieben, wie der Patient in einem solchen Fall seine Verfolgungsgefühle auf Personen in seiner Umwelt richtet, während der Analytiker als das gute Objekt des Patienten betrachtet wird. Die Konsequenz einer solchen Haltung des Analytikers ist, dass die Einsicht des Patienten nicht klarer, sondern immer diffuser wird.

Auch hier bezieht Einsicht sich wieder in erster Linie auf eine Einsicht in die psychische Realität. Es könnte zum Beispiel wirken, als würde ein Psychotherapeut an die Einsicht des Patienten appellieren, wenn er ihm mithilfe von Suggestion und der Übertragung zu verstehen gibt, dass es in der Ecke des Zimmers kein Monster gibt, während im Erleben des Patienten dort aber ein Monster ist. Ein derartiges Vorgehen ist ganz offensichtlich rüde und zwecklos, unterscheidet sich allerdings im Prinzip nicht sehr von einer Analyse, bei der dem Patienten zugestanden wird, seine Angst vor phantasierten Imagines hinter dem Glauben an seinen Analytiker als ein gutes Objekt zu verstecken. Mir scheint, ein fundamentales Ziel des psychoanalytischen Vorgehens besteht darin, dem Patienten unter Verwendung der Übertragung zu einer größeren Einsicht in seine psychische Realität zu verhelfen und gleichzeitig diese psychische Realität besser werden zu lassen, indem wir seine Ängste Schritt für Schritt verringern. Zu dieser Verbesserung kommt es, weil die Ängste vor diesen bösen Objekten geringer werden und damit auch die wegen dieser Ängste erhöhten Aggressionen. Der Prozess vermittelt dem Patienten ein besseres Gefühl mit seinen inneren und äußeren Objekten sowie ein größeres Zutrauen in seine eigene Liebesfähigkeit.

Ich meine, man könnte in diesem Zusammenhang erwähnen, dass wir immer daran denken sollten, dass die Übertragungssituation nicht nur verdrängte Gefühle aus der Vergangenheit in Verbindung mit frühen Objekten zum Vorschein bringt, dass sie nicht einfach eine Wiederholung früherer Beziehungen ist, sondern auch eine Gelegenheit, Gefühle zu entwickeln, die sich in der Vergangenheit nicht entwickeln konnten. Frühere Beziehungen zu Menschen, die damals nur Phantasiefiguren waren und der verdrängte Hass sowie die ihnen geltenden, aber vergrabenen Liebesgefühle werden im Zusammenhang mit der Analyse wiederbelebt. Die dadurch zustande kommende Vereinheitlichung der Imagines setzt Gefühle in der Beziehung zum Analytiker frei. Das bedeutet, dass die Objektbeziehungen des Patienten anders geworden sind. Dem Analytiker gegenüber entwickelt sich eine rationalere Einstellung und damit verändert sich auch die Einstellung zur Objektwelt insgesamt.

Hier haben wir ein anderes Kriterium für eine Heilung vor uns. Freuds Definition der Heilung als Auflösung der Übertragung ist nach wie vor gültig. In den »Einführungsvorlesungen«[37] schreibt Freud, dass aus der Neurose des Patienten eine Übertragungsneurose wurde und meint damit implizit, dass alle Symptome verschwinden könnten, wenn sie in der Übertragung zum Ausdruck kommen. Allerdings erkennen wir heute, dass die Übertragung auch aufgelöst werden muss, damit der Patient eine rationale Einstellung zum Analytiker entwickeln kann. Darin sehen wir eher ein Kriterium für die Heilung als im Verschwinden der Symptome.

Nach meiner Erfahrung gibt es keine andere Möglichkeit als dieses rein analytische Vorgehen, um dem Patienten dabei zu helfen, zu einer rationalen Einstellung zu seinem Analytiker zu finden. Wir haben gesehen, dass dies sehr viel mehr beinhaltet als nur die Deutung der Beziehung zum Analytiker. Unterschiedliche Hilfsmittel, um den Analytiker für den Patienten zu einer »realen« Person werden zu lassen – ihn zum Beispiel die eigene Meinung zu verschiedenen Themen wissen zu lassen, um sein phantasiertes Bild des Analytikers zu korrigieren – erreichen nach meiner Erfahrung dieses Ziel nicht.

Ich stimme völlig mit Mr. Strachey überein, wenn er in seiner Arbeit »Die Grundlagen der therapeutischen Wirkung der Psychoanalyse« (1935 [1934]) die unterschiedlichen Möglichkeiten beschreibt, wie die Analyse dem Patienten dabei helfen kann, zwischen dem durch den Analytiker repräsentierten Phantasieobjekt und seiner realen Person zu unterscheiden. In diesem Zusammenhang

37 Anm. d. Übers.: Freud, S. (1916–1917): *Vorlesungen zur Einführung in die Psychoanalyse.* GW 11.

erwähnt Strachey, dass der Analytiker glauben könnte, es sei am besten, dem Patienten ein klares Bild davon zu vermitteln, wie er, der Analytiker, wirklich ist, schreibt dann aber:

> »Es ist eine paradoxe Tatsache, daß der beste Weg, das Ich des Patienten in der Fähigkeit, Phantasie und Realität zu unterscheiden, zu stärken der ist, die Realität soviel als möglich fernzuhalten. Aber es ist wahr« (Strachey, 1935 [1934], S. 505).

Im selben Abschnitt beschäftigt er sich mit der Frage, wie zweckmäßig es ist, den Patienten zu ermutigen, seine guten Objekte auf ihn, den Analytiker zu projizieren, und kommt zu dem Ergebnis, dass dies genauso unklug ist. Er schreibt:

> »Aber es kann ebenso vom Analytiker unklug sein, sich real so zu benehmen, daß er den Patienten ermutigt, sein ›gutes‹ introjiziertes Objekt auf ihn zu projizieren. Denn der Patient wird dann danach streben, ihn als gutes Objekt im archaischen Sinne anzusehen, wird ihn seinen archaischen ›guten‹ Imagines einverleiben und ihn als Schutz gegen die ›bösen‹ benützen« (ebd., S. 504).

In meiner Arbeit »Die Rollenbildung im Kinderspiel« (1929a) habe ich dargelegt, dass das Überich nur dann allmählich an Strenge einbüßen und der Analytiker gleichzeitig zu einer realeren Person für den Patienten werden kann, wenn die verschiedenen phantasierten Imagines auf den Analytiker projiziert und dadurch in der Übertragungssituation analysiert werden. Was ich dort gesagt habe, gilt gleichermaßen für die phantasierten bösen und die phantasierten guten Imagines. Der Patient, über den ich in meiner Vorlesung über die Deutung gesprochen und aus dessen Analyse ich zwei Stunden vorgestellt habe, versuchte in einem früheren Abschnitt der Analyse, aus mir eine phantasierte gute Figur zu machen. Zeitweise platzierte er mich auf einem Podest und stattete mich mit magisch guten Eigenschaften aus. Aber im Verlauf der Analyse hatte sich das erheblich verändert, und in dem Stadium der Analyse, über das ich gesprochen habe, war ich anscheinend einfach zu einer guten und hilfreichen Figur geworden, in keiner Weise übertrieben oder magisch. Der Patient schätzte meine Arbeit, meine Einstellung zu ihm und so fort sehr, war aber gleichzeitig in der Lage, Kritik zu äußern. Negative Gefühle mir gegenüber und auch, bis zu einem gewissen Grad, seine Angst vor mir ließen sich im Verlauf der Analyse immer wieder unterschiedlich betrachten. Aber was diese beiden Stunden ans Licht brachten, war, dass er immer noch an mir als einem guten Objekt festhielt, zum Teil auch, um seine Angst vor mir als einem gefährlichen Verfolger zu verbergen. Ich finde es ganz allgemein sehr wichtig, sich von dieser Art positiver Einstellung eines Patienten nicht in die Irre führen zu lassen, sondern auf seine feindseligen Gefühle für den Analytiker und seine Angst vor ihm zu achten. Wenn diese erkannt und analysiert werden können, besteht die Möglichkeit, die Ängste des Patienten vor seinen verfolgenden Imagines zu verringern, und dadurch kann der Analytiker wirklich zu einer guten Figur für den Patienten werden.

Nachdem ich so oft in dieser Vorlesung darauf hingewiesen habe, wie wichtig es ist, die Phantasien in der Übertragungssituation zu analysieren, möchte ich noch einmal unterstreichen, dass dies nur dann effektiv ist, wenn mithilfe der Deutungen die Impulse, aus denen heraus die Phantasien entstehen, wiederbelebt und damit für den Patienten real werden. Das wiederum kommt nur zustande, wenn durch die Deutungen die Verbindungen zwischen den Impulsen, den Phantasien und dem Objekt, dem sie gelten, also dem Analytiker, hergestellt werden. Zusätzlich müssen wir dann die Phantasien und die Emotionen mit den frühen Situationen, in denen sie erlebt wurden, verknüpfen.

Es gibt viele wichtige Punkte, die man in einem Kurs über Behandlungstechnik diskutieren könnte, aber da mir dafür die Zeit fehlt, greife ich nur ein oder zwei Probleme mehr oder weniger zufällig heraus.

Die Bedeutung des Zusammenhangs zwischen Aggression und Angst

Ein in den letzten Jahren häufig untersuchtes Problem hat mit unserem Bedürfnis zu tun, die Bedeutung der Aggression im Zusammenhang mit Angst besser zu verstehen. Meines Erachtens geraten manche Analytiker in Schwierigkeiten und kommen mit ihrer Arbeit nicht weiter, wenn sie ihre Aufmerksamkeit nur auf die aggressiven Phantasien und Impulse ihrer Patienten gerichtet haben. Sie haben es dann meines Erachtens versäumt, den Zusammenhang zwischen Aggression, Angst- und Schuldgefühlen und Wiedergutmachung herzustellen.

Für Patienten ist es oft unerträglich, ihre liebevollen Gefühle zu erkennen. Zum Beispiel sollten die aggressiven Ausbrüche meines Patienten, bei dem es zu Beginn um seine Aggression und seine Abneigung gegangen war, seine Angst vor Liebe verbergen. Darüber hinaus diente seine Aggression dem Zweck, die Analytikerin zu testen und ihre Geduld, ihre Schwäche usw. auf die Probe zu stellen. Wenn Patienten ihre Analytiker ständig scharf kritisieren, sie manchmal geradezu in der Luft zerreißen, ist dies zum Teil auch ein Versuch, sie zu besseren Analytikern zu machen. Manchmal wird dies durch den Masochismus des Analytikers hervorgerufen und durch die Tatsache, dass er nicht versteht, wie sehr die Wut andere Bewegungen verdeckt, die mit der depressiven Position verknüpft sind, auch mit dem Bestreben, etwas wiedergutzumachen usw. Es reicht nicht, einfach nur über Liebesgefühle zu sprechen, weil es darauf ankommt, den spezifischen Zusammenhang von Liebe und Hass herauszuarbeiten. Es muss der ganze Teufelskreis aus Eifersucht und Frustration durchgearbeitet werden, der sowohl den Hass in der Übertragungssituation erzeugt als auch den Hass in den frühen Beziehungen des Patienten hervorgerufen hat. Eine Patientin zum Beispiel drückte zu Beginn ihren Hass aus, sie hasste und kritisierte mich ziemlich hemmungslos, während später auch nur das kleinste Anzeichen einer negativen Übertragung für sie extrem schmerzlich war. Nachdem ihre Liebesgefühle aufgetaucht und in der Übertragungssituation gedeutet worden waren, war es für sie sehr schmerzhaft, sich ihrer Rivalität mit mir bewusst zu werden.

Verbindungen durch Deutungen herstellen

Ich habe in diesen Vorlesungen oft betont, wie wichtig es ist, durch Deutungen Verbindungen herzustellen. Ich halte dies für einen der wichtigsten Aspekte des Deutens und der Behandlungstechnik im Allgemeinen. Aber zugleich ist es für den Anfänger das schwierigste Problem. Es ist klar, dass wir nicht all die verschiedenen Verknüpfungen gleichzeitig deuten können, die ich Ihnen im Detail aufgezeigt habe. Aber wir müssen zu jeder Zeit die Verknüpfungen herstellen, die in diesem Moment am dringlichsten sind. Zweifellos gilt, je mehr Verknüpfungen wir erfassen und deuten, desto mehr wird im Material deutlich werden.

Am Punkt der größten Dringlichkeit deuten

Ich möchte jetzt auf einige Vorschläge zu sprechen kommen, die ich in meinem Buch *Die Psychoanalyse des Kindes* (1932), insbesondere im zweiten Kapitel, gemacht habe, da einige der Schlussfolgerungen, zu denen ich dort im Zusammenhang mit der Deutung gelangt bin, meiner Auffassung nach auch für das Deuten gelten, wenn es um Erwachsene geht.

> »Aus dem Gesagten ergibt sich nicht nur die Notwendigkeit des rechtzeitigen, sondern auch des *tieffführenden Deutens*. Wenn wir uns von der Dringlichkeit des Materials leiten lassen, so haben wir nicht nur den dargestellten *Inhalt*, sondern auch

> den mit diesem Inhalt verknüpften *Angst- und Schuldgefühlen* bis zu der *Schicht* zu folgen, die aktiviert wurde. Nehmen wir nach dem Vorbild der Erwachsenenanalyse den Kontakt mit den oberen, dem Ich und der Realität näheren Schichten zuerst auf, so werden wir – davon habe ich mich wiederholt überzeugt – unser Ziel, die Angst zu vermindern und die analytische Situation herzustellen, beim Kinde nicht erreichen. Das gleiche gilt auch für bloße Symbolübersetzungen, also für Deutungen, die nur an die symbolische Darstellung anschließen, ohne die Verbindung mit der Angst und dem Schuldgefühl herzustellen. Eine Deutung, die nicht bis zu der vom Material und der Angst aktivierten *Tiefe* führt, die also nicht den Punkt des *stärksten latenten Widerstandes* angreift und am *Abbau* der *vehementesten*, im Vordergrunde stehenden *Angst* arbeitet, bleibt in der Kinderanalyse wirkungslos oder erregt stärkeren Widerstand, ohne ihn wieder aufzulösen. Daß diese Deutungen aber keineswegs die Angst der tieferen Schichten voll aufgelöst haben, versuchte ich vorhin am Beispiel Peters deutlich zu machen. Auch die analytische Arbeit in den oberen Schichten – die Ich-Analyse und die analytische Durchforschung der Realitätsbeziehung – wird durch die so bald in die Tiefe führenden Deutungen keineswegs beeinträchtigt. Die Herstellung der *Realitätsbeziehung* sowie das stärkere Hervortreten des Ichs setzen im Zusammenhang mit einem Stück Ich-Entwicklung in der Kinderanalyse nur *stufenweise* ein. Sie sind ein *Resultat* der Analyse und *nicht* ihre *Voraussetzung*« (1932, S. 43).

Um es anders auszudrücken: Die Deutung sollte rechtzeitig erfolgen, das heißt, sie sollte dann gegeben werden, wenn der Analytiker Anzeichen einer latenten Angst entdeckt. Sie muss spezifisch sein, sich also auf den Teil des Materials beziehen, der mit dem größten Ausmaß der latenten Angst und der Es-Regung assoziiert ist. Sie muss die Verknüpfung mit derjenigen Seelenschicht herstellen, die genau in diesem Moment aktiviert worden ist. All dies beinhaltet, dass die Deutung an einem dringlichen Punkt des in der Übertragung aufgetauchten unbewussten Materials anzusetzen hat.[38]

Wo der dringliche Punkt liegt, zeigt sich an der Häufung und Wiederholung, in der, oft in variierter Form, derselbe unbewusste Inhalt dargestellt wird. In manchen Fällen spiegelt sich der dringliche Punkt auch in der Intensität der

38 In der sechsten Vorlesung scheint Klein ihre Ansicht über die traditionelle Behandlungstechnik bei Erwachsenen zu revidieren, nach der zunächst der Kontakt zu den oberflächlicheren seelischen Schichten hergestellt werden sollte. Sie scheint davon auszugehen, dass es auch bei Erwachsenen wichtig ist, dass die Deutung rechtzeitig erfolgt und die Angst im Moment größter Dringlichkeit aufgreift.

mit diesen Darstellungen einhergehenden Gefühle wider. Wenn der Analytiker in der Analyse eines Kindes diese Art von dringlichem Material übersieht, wird das Kind in der Regel sein Spiel abbrechen und entweder starken Widerstand an den Tag legen oder sogar Angst, was dazu führen könnte, dass es aus dem Behandlungszimmer rennt. Bei einem Erwachsenen kann es zu ähnlichen Reaktionen kommen, und zwar am wahrscheinlichsten dann, wenn der Analytiker es versäumt hat, die Übertragung zu deuten.

Die Beziehung zwischen Übertragungsdeutungen und Deutungen außerhalb der Übertragung

In dieser Vorlesungsreihe habe ich sehr viel Gewicht auf Übertragungsdeutungen gelegt und möchte nun mit Ihnen die Beziehung zwischen Übertragungsdeutungen und Deutungen außerhalb der Übertragung im Detail diskutieren. Lassen Sie uns die Art von Material betrachten, das eine sogenannte Deutung außerhalb der Übertragung notwendig zu machen scheint. Vielleicht erzählt uns der Patient von aktuellen Ereignissen, von seinen Aktivitäten und Interessen zum Beispiel. Ein Künstler spricht vielleicht über sein Werk oder berichtet vielleicht detailliert über eine aktuelle oder frühere Liebesbeziehung, und erlebt all die Gefühle wieder, die mit dieser Erfahrung verknüpft sind. Wieder ein anderer Patient spricht vielleicht unter Tränen immer wieder über die Krankheit und den Tod seiner Mutter oder eines anderen geliebten Menschen, und erlebt all das Leid wieder, das mit diesem Verlust verbunden war. Natürlich nimmt aktuelles Material jeglicher Art genauso wie historisches Material in der Analyse viel Raum ein.

Zunächst einmal sollte der Analytiker dem Patienten reichlich Gelegenheit geben, seine Gefühle loszuwerden und seine Gedanken zu dem Thema, das ihn gerade so besonders beschäftigt, zum Ausdruck zu bringen. Außerdem sollte er dem Patienten voller Mitgefühl begegnen, sowohl was seine Gefühle als auch, was seine derzeitigen Interessen angeht. Dieser Punkt muss meines Erachtens betont werden, da es sehr wichtig ist, dass der Patient das Gefühl bekommt, dass der Analytiker allen seinen Angelegenheiten lebhaftes Interesse entgegenbringt.

Es ist extrem nützlich, aber oft schwierig, wenn nicht unmöglich, dass der Analytiker über ein Thema, das den Patienten gerade sehr beschäftigt, selbst einigermaßen Bescheid weiß. Aber absolut entscheidend ist, dass der Analytiker sich intellektuell für alles interessiert, was den Patienten interessiert. Diesen Punkt hat auch Miss Sharpe in ihren Vorträgen über Behandlungstechnik betont.[39] Nachdem der Analytiker dem Patienten umfassend Gelegenheit gegeben hat, seine Gefühle abzureagieren und seinen Kopf freizukriegen, wird er wahrscheinlich zu dem, was der Patient ihm erzählt hat, etwas sagen, und das ist schon für sich genommen wichtig.

Ich bin nicht der Meinung, dass diese intermediären Bemerkungen Deutungen im eigentlichen Sinn sind. Meines Erachtens ist eine Deutung eine Aktion, die definitiv an einer Stelle Zusammenhänge herstellt, wo sie aus unbewussten Gründen unterbrochen wurden. Ich meine, dass selbst dann, wenn Verbindungen zwischen dem Bewussten und dem Vorbewussten hergestellt werden, es immer auch um Verbindungen zum Unbewussten geht. Wenn nun der Analytiker den Patienten bei diesem speziellen Thema auf einige Zusammenhänge aufmerksam macht, die diesem zuvor nicht bewusst waren, hat er bereits begonnen, die Zusammenhänge zwischen dem, was der Patient erlebt hat oder worum auch immer es geht, und seinen Gefühlen, Phantasien sowie seinen unbewussten Konflikten zu untersuchen.

Bei lebensgeschichtlichem Material sind wir also auf dem Weg zu frühen Situationen des Patienten und werden von da bald wieder auf die Übertragungssituation zurückkommen. Mit aktuellem Material verläuft es vielleicht umgekehrt. Wir fangen mit der Gegenwart an, mit der Übertragungssituation, und finden unseren Weg zurück in die Vergangenheit. Was immer der Patient über sein aktuelles Leben oder seine Geschichte zu sagen hat, die Übertragungssituation ist nie weit davon entfernt. Schließlich dürfen wir nicht vergessen, dass der Patient, während er mit dem Analytiker spricht, auf dessen Couch liegt, in dessen Behandlungszimmer ist, mit all den Assoziationen, die zur Übertragungssituation gehören. Deshalb kann er sich von seiner Beziehung zum Analytiker genauso wenig distanzieren wie von seinen Phantasien und seinem Unbewussten. Das zeigt sich auch daran, dass der Patient, egal wie absorbiert er von seiner Thematik ist, sofort merkt, wenn das Interesse auf Seiten des Analytikers auch nur im Geringsten nachlässt.

Meines Erachtens ist selbst außerhalb der Übertragung liegendes Material immer in der einen oder anderen Weise mit verdrängten Kindheitsepochen verknüpft und folgt auf eine Übertragungsdeutung oder führt zu ihr hin. Nach meiner Erfahrung ist es eher unwahrscheinlich, dass eine Analyse einen chaoti-

39 Es ist bekannt, dass Miss Ella Sharpe »praktische Seminare« veranstaltet und im akademischen Jahr 1935/36 auch einen Vortrag über Träume gehalten hat. Dies ist ein Hinweis darauf, dass Klein ihre Vorlesungen 1936 gehalten hat.

schen Verlauf nimmt, wenn wir diesen Zusammenhang im Auge behalten und uns der ständigen Fluktuation zwischen der Übertragungssituation und der frühen Geschichte bewusst sind, weil wir dann nämlich dieses ganze »Zwischen-Material«, wenn ich es so nennen darf, wie Perlen auf einer Schnur festhalten.

Keine Erfahrung, sei es eine frühere oder eine gegenwärtige, kann nur für sich selbst, also isoliert, betrachtet werden, da sie immer mit dem Phantasieleben eines Menschen und seinen unbewussten Konflikten verwoben ist und auch mit der Übertragungssituation, während er in Analyse ist. Aber dann müssen wir uns auch der außerordentlichen Vielfältigkeit der Übertragungssituation voll und ganz bewusst sein und auch der Umwege, die ein Patient einschlagen kann, um sie zu tarnen und von ihr abzulenken.

Das analytische Vorgehen besteht nicht nur aus Deutungen, aber irgendwann kommt der Analytiker nicht umhin, Verbindungen zur Übertragung herzustellen

Aus dem, was ich gerade gesagt habe, wird hoffentlich klar, dass meiner Meinung nach das analytische Vorgehen nicht nur aus Deutungen besteht und dass der Analytiker auch nicht ständig deuten sollte. Zum einen muss er dem Patienten reichlich Gelegenheit geben, seine Gedanken und Gefühle auszudrücken, zum anderen sammelt er gleichzeitig das Material, von dem er hofft, es später deuten zu können. Verlaufen die Dinge normal, sollte er nicht zu früh deuten, sondern den Patienten eine Weile machen lassen. Es könnte natürlich Gründe geben, warum der Analytiker eine Deutung gibt, noch bevor der Patient alles gesagt hat, was er zu sagen hatte. Das könnte der Fall sein, wenn etwas dringlich ist, insbesondere wenn es Anzeichen für Angst gibt. Es könnte auch dann nötig sein, wenn der Patient dem Analytiker nicht Raum für eine Deutung lässt. Aber in beiden Fällen sollte der Analytiker sehr vorsichtig in der Formulierung seiner Deutung sein und sehr vorsichtig den Moment wählen, in dem er seine Deutung gibt.

Noch einmal: Es könnte manchmal besser sein, keine Deutung zu geben, selbst wenn der Patient gerade voller Angst ist und die Deutung passen würde, der Analytiker sie ihm aber aufdrängen müsste. Manchmal und bei bestimmten Patienten kann schon die Tatsache, dass der Analytiker etwas sagt, für den Patienten so unerträglich sein, dass das, was sich durch die Deutung an Angst auflöst, mehr als aufgewogen wird durch die Angst angesichts der bloßen Tatsache, dass der Analytiker überhaupt etwas sagt.

Jede dieser Situationen verlangt nach einem individuellen Vorgehen des Analytikers. Er kann dann nur spontan entscheiden, was richtig ist. Ich habe Patienten gehabt, die so wenig ertragen konnten, dass ihre Analytikerin etwas sagte, dass ich einen Kompromiss eingehen und warten musste, bis sie bereit dafür waren, dass ich etwas sagte. Andere Patienten konnten nur dann ertragen, dass ich eine Deutung gab, nachdem sie selbst in der Stunde die meiste Zeit geredet hatten. In diesen schwierigen Situationen ist es umso wichtiger, auf dem *qui vive* zu sein und den Zeitpunkt für eine Deutung gut zu wählen. Selbstverständlich analysieren wir währenddessen die ganze Zeit die Gründe, warum ein Patient ständig selbst reden muss oder nicht ertragen kann, dass der Analytiker etwas sagt, und irgendwann wird die Situation dann leichter.

Die Fähigkeit des Analytikers, sich auf das Unbewusste einzulassen

Ich habe mich in dieser Vorlesungsreihe sehr mit der Fähigkeit des Analytikers beschäftigt, das Unbewusste anzunehmen, so wie es ist, damit er seiner Arbeit, der Suche nach der Wahrheit, nachgehen kann, und so weiter. All dies hängt eng mit der Einsicht zusammen, die zu erreichen für den Patienten so wichtig ist, die aber zunächst vor allem im Analytiker wirksam sein muss. Wir alle wissen, dass der Analytiker selbst gewisse Schwierigkeiten haben kann, die seine Arbeit beeinträchtigen können oder auch nicht. Ein gewisses Ausmaß an Angst muss sich nicht nachteilig auf die Arbeit auswirken, wenn diese Angst mit der Einsicht in die eigenen Schwierigkeiten gepaart ist, da diese Einsicht dem Analytiker helfen wird, mit seinen eigenen Ängsten gut zurechtzukommen. Selbst eine stabile Persönlichkeit ist nicht immer frei von Angst, insofern sie durch äußere oder innere Anlässe aufgerührt werden kann. Der Analytiker muss vielleicht mehr als andere bei seiner Arbeit damit rechnen, dass seine eigenen Ängste sich melden, wenn er die Ängste seines Patienten weckt, sie untersucht oder auf sie eingeht. Aus diesem Grund kann die Analyse des Analytikers eigentlich nie abgeschlossen sein. Wenn er seine Ängste erkennt, also genügend Einsicht in seine eigene psychische Realität hat, und wenn seine Ängste nicht exzessiv sind, wird er in der Lage sein, analytisch mit ihnen umzugehen. Wenn er jedoch dazu tendiert, sie mithilfe verschiedener Maßnahmen zu verdecken (sie zum Beispiel manisch abwehrt), dann besteht die Gefahr, dass er sowohl die Einsicht in seine eigenen Ängste als auch in die des Patienten verliert. Wenn es darum geht, die Begabung oder Eignung eines Analytikers für seine Arbeit einzuschätzen, ist der wichtigste Punkt meines Erachtens die Frage, ob er über die Fähigkeit zur Einsicht in seine eigene psychische Realität verfügt. Wenn man in einem weiteren – und nicht im klinischen – Sinn über die verschiedenen Formen der psychischen Verfasstheit spricht, neige ich nach meiner Erfahrung zu der Einschätzung, dass eher depressive Menschen vielleicht stärker über diese Einsicht verfügen als andere.

Selbstanalyse und das Wissen um die eigenen Grenzen

Dies bringt mich zur Selbstanalyse des Analytikers. Wie schon gesagt, muss er auf dem *qui vive* für seine eigenen Ängste und Schwierigkeiten sein. Dies ist natürlich besonders dringlich, wenn es in seinem Leben etwas gibt, das ihm Kummer und Sorgen bereitet, aber es stimmt auch dann, wenn gerade nichts passiert und der Analytiker ganz zufrieden seiner Arbeit nachzugehen scheint.

Die Selbstanalyse ist sehr wichtig, aber wenn sie nicht ausreicht, könnte eine weitere Analyse nötig sein. Natürlich unterscheiden sich die Analytiker in ihren Fähigkeiten. Sie unterscheiden sich in ihrer Erfahrung und auch in ihrer Begabung, Einsicht zu gewinnen und Verstehen zu entwickeln. Manchmal wirkt sich das darauf aus, für welche Patienten ein Analytiker sich entscheidet. Hier ist das Wissen um die eigenen Grenzen sehr wichtig. Anfänger können vielleicht nicht immer mit allen Fällen arbeiten. Wenn sie den Patienten nicht gut genug verstehen, sollten sie es vielleicht lassen oder versuchen, sich von erfahrenen Kollegen helfen zu lassen. Auch die Belastung durch zu viele schwierige Fälle zur selben Zeit sollte berücksichtigt werden. Fälle mit einer negativen therapeutischen Reaktion können besonders schwierig sein.

Der Alltag des Analytikers

Das Alltagsleben des Analytikers spielt für seine Fähigkeit, analytisch zu arbeiten, eine wichtige Rolle. Er sollte in der Lage sein, seine Ferien zu genießen und ein befriedigendes Leben zu führen. Seine Patienten werden ihm nicht zu wichtig sein, wenn er in seinem sonstigen Leben vielerlei Interessen verfolgt und Interesse an anderen Menschen hat. Um mit den Schwierigkeiten und Ängsten seiner Patienten umgehen zu können, sollte er in seinem Alltag die Möglichkeit zur Entspannung und zu erfreulichen Erfahrungen haben, die ein Ausgleich für die Auswirkungen seiner Arbeit sind.

Die Seminare zur Behandlungstechnik, 1958

Einleitung

Im Archiv fand Spillius (2004) ein Transkript dieser Seminare, die Klein für eine kleine Gruppe jüngerer Analytiker 1958, zwei Jahre vor ihrem Tod, gehalten hat. In ihrer Arbeit bezeichnet Spillius diese Seminare als »Diskussionen über behandlungstechnische Fragen mit jungen Kollegen«. Sie hat die Teilnehmer identifiziert: Isabel Menzies, Oliver Lyth, Stanley Leigh, Brenda Morrison, Tom Hayley und James Gammill (persönliche Mitteilung). Später wurden auch die Tonbandaufzeichnungen dieser Seminare gefunden und noch einmal abgehört. Die ersten Tonbänder stimmen fast vollständig mit dem Transkript im Archiv überein und werden hier vorgestellt. Die Bänder drei und vier waren von so schlechter Qualität, dass sie nicht transkribiert werden konnten.

Die Teilnehmer des Seminars hatten eine Liste mit Fragen für Klein vorbereitet:

1. Könnten Sie etwas über die Veränderungen in der Behandlungstechnik in den letzten 40 Jahren sagen?
2. Von welchen Prinzipien sollte man sich leiten lassen, wenn man ein Erstgespräch durchführt?
3. Wie sollte man Ihrer Ansicht nach mit dem Schweigen eines Patienten umgehen?
4. Eine zusätzliche Frage zur Gegenübertragung stellten Isabel Menzies und Stanley Leigh.
5. Unter welchen Umständen befürworten Sie, dass der Analytiker Fragen stellt?
6. Sollte der Analytiker den Patienten darauf hinweisen, wenn dieser eine Situation anscheinend sachlich falsch wahrgenommen hat?

7. Ein weiterer Kommentar zur Gegenübertragung in der Pause.
8. Könnten Sie auf die Frage eingehen, wie Verbindungen mitsamt ihren Verzweigungen geknüpft werden?
9. Was meinte Freud Ihrer Meinung nach mit »gleichschwebender Aufmerksamkeit«?
10. In welchem Ausmaß befürworten Sie die Einbeziehung von Gegenübertragungsgefühlen, wenn eine Deutung gegeben wird?
11. Könnten Sie etwas über das subjektive Erleben des Analytikers bei einer projektiven Identifizierung sagen?

1. Könnten Sie etwas über die Veränderungen der Behandlungstechnik in den letzten 40 Jahren sagen?

Mrs. Klein: Diese Fragen, die Sie mir da gestellt haben, kommen mir geradezu wie Prüfungsfragen vor, aber ich habe sie mir durchgesehen. Schon um die erste Frage zu beantworten, müsste man ziemlich weit ausholen, aber ich versuche es.

Diejenigen unter Ihnen, die die erste Arbeit in »New Directions in Psychoanalysis« (Klein et al., 1955) gelesen haben, werden wissen, dass ich darin einen kleinen Überblick über den Beginn meiner Arbeit gegeben und beschrieben habe, welchen Prinzipien ich gefolgt bin und welchen nicht. Damals lag das Thema Kinderanalyse ziemlich in der Luft. Einiges an Arbeit hatte Hug-Hellmuth (1921) geleistet, aber nicht sehr viel, da sie Wert darauf legte, nicht zu deuten. Sie benutzte Spielsachen und Zeichnungen, aber daraus hat sich keine Technik entwickelt.

Jedoch entwickelten sich generelle Einstellungen zur Technik, und die meisten waren gegen die Kinderanalyse. Eine dieser Einstellungen war, dass man nicht zu viel deuten sollte, und wenn man schon deutete, sollte man nicht zu tiefgehend deuten. Das war mehr oder weniger die allgemeine Einstellung zu Deutungen bei der Psychoanalyse von Erwachsenen, was sogar noch mehr für Kinder gelten sollte. Von Anfang an, und das war 1919, fand ich, dass man bei der Arbeit mit einem Kind vor allem auf dessen Ängste achten sollte. Dazu tendierte ich von Anfang an, und wenn ich gefragt wurde: »Warum?«, konnte ich keine Antwort geben. Nichtsdestotrotz deutete ich, wann immer ich auf Angst traf, und natürlich hielt ich mich nicht an die Idee, dass ich nicht zu viel oder dass ich nicht zu tiefgehend deuten sollte. Eigentlich habe ich die Regel, dass man nicht deuten sollte, so gut wie nicht beachtet.

Ich muss hinzufügen, dass mir dabei nicht klar war, dass ich bereits als Rebellin galt; es dauerte noch eine Reihe von Jahren, bis ich das gemerkt hatte. Aber es gibt einige Punkte, die über die Technik bei Erwachsenen zu erwähnen wären. Ich habe schon gesagt, dass damals das klassische Vorgehen bei Erwachsenen von der Auffassung ausging, dass man nicht zu viel und nicht zu tief deuten sollte. Schwer zu sagen, woher das Konzept der klassischen Technik kam, aber etwas dieser Art lag seit Jahren in der Luft. Auch heute noch können Sie jemanden von der »klassischen Technik« sprechen hören.

Nun, ich kenne einen ziemlich renommierten Analytiker in Berlin, der damals sagte, manchmal vergingen Monate, ohne dass er etwas sagte. Also das war nun eine eindeutige Einstellung, obwohl ich gute Gründe habe anzunehmen, dass Freud sie nicht teilte, und ich weiß ganz sicher, dass Abraham sie nicht teilte. Aber wenn ich die Deutungen heute mit denen zu Abrahams Zeit vergleiche, wird heute sehr viel mehr gedeutet. Und was noch wichtiger ist, die Deutungen gehen tiefer, sie stellen eher Verbindungen mit dem Unbewussten her. Natürlich schauen wir heute immer noch zuerst, was wir im Bewussten sehen können, und davon gehen wir aus. Aber wissen Sie, es ist doch ziemlich anders. Wir ziehen unsere Schlüsse aus der Übertragungssituation, und das gibt uns die Möglichkeit, in die Tiefe zu gehen.

Die Übertragungssituation spielte damals keine so große Rolle, obwohl das natürlich von Analytiker zu Analytiker unterschiedlich war. Bei Abraham spielte es, glaube ich, eine größere Rolle als bei anderen, aber selbst da war es in keiner Weise mit dem zu vergleichen, was wir heute machen. Jeder, der Freuds Fallgeschichten gelesen hat, wird sehen, was für eine interessante Technik er anwandte, aber dann kann man auch vergleichen und sehen, wie sehr sie sich von unserer heutigen Technik unterscheidet. Natürlich war die Übertragung Freuds Entdeckung, wie Sie wissen; aber sie wurde nicht in der Weise genutzt, wie wir das heute tun; also, dass wir von dem ausgehen, was wir in der aktuellen Situation sehen und dann zu einer tieferliegenden kommen.

Deshalb könnte man sagen, die Veränderungen in der Technik sind fundamental und beinhalten wirklich einen anderen Zugang. Die beiden Dinge, der Zugang zur Angst und der Zugang zur Übertragung, sind miteinander verwoben; ich meine, dass diese Technik erst entwickelt werden konnte, als wir uns bei unserer Arbeit auf Emotionen, insbesondere die Angst, konzentrierten.

Sie wissen sehr wohl, dass es immer noch große Meinungsunterschiede und große Unterschiede in der Handhabung der Technik gibt, sogar heute noch. Ich kann nur über die Behandlungstechnik sprechen, wie ich und eine Reihe von Kollegen sie anwenden, und die beinhaltet, dass beides, das Unbewusste und die Übertragungssituation, sehr viel stärker beachtet werden, und zwar von Anfang an.

Nun schlägt sich jeder Anfänger mit der Frage herum, was, wann und wie er deuten sollte. Nicht zu viel, nicht zu wenig; wie früh sollte er das Unbewusste einbeziehen usw.? Es ist sehr schwierig, dazu Regeln aufzustellen; ich weiß, dass ich von Anfang an überzeugt war, dass ich in jeder Stunde Übertragungsdeutungen geben sollte, und wenn ich auf meine ersten Versuche zurückblicke, würde ich sagen, dass ich das auch immer gemacht habe.

Natürlich schlug ich diesen Weg ein, weil ich sah, dass als Folge der Deutung die Angst nachließ und die Situation sich veränderte. Infolgedessen verstand ich, wie Gefühle und Übertragungsbeziehungen auf Personen in der Umgebung des Patienten abgelenkt wurden, und ich lernte sie von dort wieder einzufangen und wieder zurück auf die Analytikerin zu beziehen. Das ist eine Entwicklung, die nicht plötzlich einsetzte, sondern sich in Etappen vollzog. Ich würde sagen, dass es seit 1926 keine wesentlichen Veränderungen in meiner Technik gegeben hat. Der Zugang zur Angst war von Anfang an da und der zur Übertragung auch, aber es gab Entwicklungen in der Art und Weise, wie das Unbewusste einbezogen wurde, wie es berücksichtigt und weiterentwickelt wurde. Deshalb stellen wir heute, jedenfalls eine Reihe von Analytikern, fest, dass unsere Technik sich sehr von der unterscheidet, die man 1920 angewandt hat.

Man könnte noch viel mehr dazu sagen, aber dann besteht die Gefahr, dass man über unterschiedliche Techniken spricht, und das ist schwierig, weil wir wissen, dass die Technik selbst bei Analytikern, die sich an die gleichen Prinzipien halten, sehr unterschiedlich gehandhabt wird. Man kann nie sicher sein, ob zwei Analytiker im selben Moment dieselbe Deutung geben würden. Es wäre schon viel gewonnen, wenn man sagen könnte, dass zwei Analytiker, die nach den gleichen Prinzipien vorgehen, in derselben Stunde dieselbe Deutung gegeben hätten, wenn auch wahrscheinlich nicht in derselben Reihenfolge. Deshalb lässt sich dazu auch nur schwer eine Regel aufstellen. Nun, der Vergleich mit anderen Techniken ist ein heikles Thema, auf das ich jetzt nicht eingehen kann, weil ich festgestellt habe, dass es extrem schwierig ist, die Technik eines anderen zu beurteilen. Die entscheidenden Merkmale sind, wie ich finde, das Gewicht, das auf das Unbewusste gelegt wird und das Gewicht, das auf die Übertragung gelegt wird. Ich habe kein absolutes Rezept, wie man das macht; in einer Supervision geht das viel einfacher, weil man dann beurteilen kann, was der Kollege gemacht hat oder was er hätte besser machen können, und daraus ergibt sich dann ein Bild der Technik, die man benutzen würde.

Ich denke, im Moment sollte ich es dabei belassen, denn es kommen vielleicht noch detailliertere Fragen, die wir dann angehen könnten. Aber einen Punkt möchte ich noch erwähnen, nämlich die Frage, in welchem Moment die

Übertragungsdeutung ins Spiel kommt. Hier finde ich, dass es da wirklich große individuelle Unterschiede gibt. Wie gesagt, wahrscheinlich würden Analytiker, die auf die gleiche Weise vorgehen, alle darin übereinstimmen, dass die Übertragung aufgegriffen werden muss, aber muss das sofort sein? Ich erinnere mich an einen sehr wohlmeinenden Kandidaten, der ständig irritiert war, weil ich nicht genug Übertragungsdeutungen gab. Er hatte gedacht, ich würde in jedem Satz und in jedem Wort die Übertragung ansprechen. Nun, ich versuchte ihm zu erklären, dass das nicht wirklich alles ist. Selbst zu Beginn einer Analyse würden wir natürlich sorgfältig auf die Übertragung achten, aber vielleicht hat uns der Patient erst mal viel von seiner Geschichte zu erzählen, von seinen Erfahrungen und seinen Problemen, und das könnte zu jedem Zeitpunkt in der Analyse wieder so sein. Wenn das passiert, sollte man dem Patienten natürlich reichlich Raum dazu lassen und nicht unbedingt gleich mit der Übertragung kommen. Es ist schwer zu sagen, in welchem Moment es richtig wäre, die Übertragung anzusprechen. Es ist wirklich eine Frage des Kontakts zwischen Analytiker und Patient. Wenn man das Gefühl hat, jetzt wäre der Moment, um die Übertragung anzusprechen, dann sollte man eine Übertragungsdeutung geben.

Nun, ich weiß, das ist sehr allgemein, aber ich weiß wirklich nicht, wie ich das genauer sagen könnte. Man kann einen großen Fehler machen, wenn man versucht, gleich mit der Übertragung zu kommen, wenn der Patient sehr mit einem Problem beschäftigt ist, das ihm gerade begegnet ist, oder mit etwas, das in Wirklichkeit in der Vergangenheit passierte und jetzt wiederbelebt wurde. Man hat im Hinterkopf, was das Ganze unbewusst bedeutet und was es mit dem Analytiker zu tun hat, aber man muss den richtigen Moment finden, um diese beiden Faktoren aufzugreifen. Sollen wir es dabei bewenden lassen und zur nächsten Frage kommen?

Isabel Menzies: Können wir hier unterbrechen, Mrs. Klein, oder würde das Ihren Gedankenfluss stören?

Mrs. Klein: Nein, ich habe sowieso schon den Faden verloren.

Isabel Menzies: Ich denke tatsächlich an einen speziellen Fall und auch an die Supervision von Kandidaten. Und ich merke, dass ich ihnen ziemlich oft sage, dass sie in diesem Moment in der Übertragung in Wirklichkeit der Analytiker sind. Und ich frage mich, ob das der Punkt ist, den auch Sie meinen, nämlich dass die Patienten Sie manchmal wie eine Analytikerin behandeln und nicht über ihre Mutter sprechen. Es könnte also falsch sein, wenn man annimmt, die Analytiker seien in dem Moment die Mutter des Patienten, während sie in Wirklichkeit etwas ganz anderes sind.

Mrs. Klein: Das würde ich gern etwas besser verstehen.

Isabel Menzies: Nun, manchmal scheint es sehr klar zu sein, dass der Patient ziemlich realistisch einschätzen kann, was der Analytiker in Wirklichkeit ist und was seine Rolle ist – es gibt also Zeiten, in denen man in der Übertragung keineswegs jemand anderes ist, sondern tatsächlich der Analytiker, und dass der Patient einen als ein Subjekt benutzt, dem er sein Material bringen kann.

Mrs. Klein: Ich glaube nicht, dass ich dem zustimmen würde. Ich meine, selbst wenn die Patienten nicht so krank sind, zum Beispiel Patienten, die eine Ausbildung machen und etwas lernen wollen, sprechen sie auch zu einem Analytiker, also der Person, die sie versteht und ihnen hilft. Sie können etwas loswerden oder etwas vom Analytiker erfahren. Das stimmt, und ich sehe diese Möglichkeit auch. Aber wenn sie das machen, welcher Gedanke steckt dahinter?

Isabel Menzies: Ja, genau. Ich dachte daran, dass man von da ausgeht und dann zu der Frage kommt, in welche Art von Rolle die Patienten einen stecken. Aber im Moment bin ich noch mit Ihrem Punkt beschäftigt, dass es falsch sein könnte, einen Patienten damit zu unterbrechen, dass man in dem Moment seine Mutter sei oder sein Vater oder sonst jemand.

Mrs. Klein: Ja, das stimmt natürlich. Denn dann ist er wahrscheinlich gerade sehr mit seinen Problemen oder seinen früheren Erfahrungen beschäftigt. Und darüber möchte er sprechen, oder vielleicht sogar über eine aktuelle Erfahrung. Aber Sie vergessen nicht, dass er sich dabei an den Analytiker als eine hilfreiche Person wendet, denn das haben Sie natürlich gemeint, nehme ich an? Wenn er sich an eine hilfreiche Person wendet, gibt es dafür einen Prototyp. Er wendet sich an die hilfreiche Mutter oder den hilfreichen Vater. Gibt es weitere Fragen dazu? Ich würde gern weitermachen und die Fragen nacheinander angehen.

Tom Hayley: Ich schlage vor, dass jeder, der etwas sagen möchte, die Hand hebt, dann nenne ich seinen oder ihren Namen, damit wir das ganz klar kriegen.

2. Von welchen Prinzipien sollte man sich leiten lassen, wenn man ein Erstgespräch durchführt?

Mrs. Klein: Das hängt von den Umständen ab; jemand mit einer medizinischen Ausbildung ist in einer anderen Position als ich sie in der Regel hatte, wenn mir ein Patient geschickt wurde, den zuvor schon ein anderer gesehen hatte. Manchmal ist das nicht so einfach. Ich erinnere mich an ein Erstgespräch mit einem Patienten, den ein ärztlicher Kollege von mir gesehen und diesem Patienten dann ausdrücklich empfohlen hatte, sich an mich zu wenden, was nicht heißen musste, dass er mich akzeptieren würde. Er hatte große Zweifel und fühlte sich ausgenutzt, als er zu mir geschickt wurde. Deshalb hatte das Erstgespräch in diesem Fall eine völlig andere Färbung als die, die es in einem anderen Fall gehabt hätte. Meistens würde ich lieber versuchen, selbst die erste zu sein, die diesen Patienten sieht, um mir dann zu überlegen, ob ich ihn annehmen will und dann mit ihm die Details bezüglich des Honorars und der Termine und solche Dinge zu besprechen. Aber natürlich würde ein ärztlicher Kollege, der den Patienten zum ersten Mal sieht, seine Lebensgeschichte aufnehmen und im Detail seine Symptome erkunden. Ich persönlich fühle mich immer sehr erleichtert, wenn ich das nicht zu tun brauche, weil ich festgestellt habe, dass es viel leichter ist, rasch mit der Analyse zu beginnen.[1]

Aber das unterscheidet sich je nach den Umständen. Dieser bestimmte Patient, den ich erwähnt habe, erwies sich als ein in der Tat sehr schwieriger Patient. Er beklagte sich bitterlich darüber, dass er zu mir kam, weil ihn jemand geschickt hatte. Er hatte jemanden um Rat gebeten, sodass sein Vorwurf nicht sehr logisch war, aber der Punkt war, dass er unzufrieden war, weil er mich gewissermaßen nicht selbst ausgesucht hatte, sondern ein anderer sich eingemischt hatte und zwischen ihn und mich gekommen war. In diesem speziellen Erstgespräch gab ich ziemlich viele Deutungen. Ich sagte zu ihm, dass wir die Angelegenheit nicht einfach rational betrachten könnten, schließlich habe er jemanden um Rat gebeten und offensichtlich hätte er mich ja nicht aussuchen können, bevor er mich kannte, aber dass es bei ihm vielleicht mit dem Gefühl verknüpft sei, es sei ihm nie erlaubt gewesen, sich seine Mutter auszusuchen, ohne dass sein Vater dabei ein Wörtchen mitzureden hatte. Das war ein langes Erstgespräch, in dem ich *ad hoc* Deutungen geben musste. Das Ergebnis war, dass er kam und sich dann als ein interessanter, aber sehr schwieriger Patient entpuppte.

Damit meine ich, dass es nicht leicht zu sagen ist, was man in einem Erstgespräch tun sollte. Wenn Sie Mediziner sind und wenn der Patient zu Ihnen kommt, könnten Sie wahrscheinlich herauszufinden versuchen, in welcher seelischen Verfassung er ist. Sie würden wahrscheinlich seine Lebensgeschichte aufnehmen, während ein Analytiker, der in einer anderen Position ist, so wie ich es war, die

1 Bis vor einiger Zeit wurden in London die meisten Erstgespräche in der Regel von ärztlichen Psychoanalytikern durchgeführt, und selbst wenn der Patient zunächst bei einem nicht-ärztlichen Psychoanalytiker war, wurde er gewöhnlich an einen ärztlichen Kollegen überwiesen, der die ärztliche Verantwortung übernahm und zum Beispiel sicherstellte, dass kein medizinischer oder psychiatrischer Befund übersehen wurde. Ab den 1970er Jahren wurde diese Praxis nicht mehr ausgeübt, sodass außer in speziellen Fällen nicht-ärztliche und ärztliche Analytiker gleichermaßen Erstgespräche führten.

Lebensgeschichte nicht aufnimmt. Aber man kann einen Patienten nicht stoppen, der begonnen hat, über etwas zu sprechen. Ich habe Erstgespräche gehabt, in denen der Patient einfach anfing, über seine Probleme zu sprechen, und in der Situation habe ich ihn natürlich nicht unterbrochen. Ich habe einfach zugehört und dann gemeint, wir könnten vielleicht später noch genauer darauf eingehen. Aber wie Sie sehen, ist die Situation für ärztliche und nicht-ärztliche Analytiker doch recht unterschiedlich, abhängig natürlich auch vom Patienten und der Situation, in der er kommt. Wenn ich das Gefühl hätte, der Patient würde sich zurückgewiesen fühlen, wenn ich ihm nicht zuhörte, würde ich ihm zuhören; in anderen Fällen, wenn sich jemand entschlossen hatte, zu mir zu kommen, zum Beispiel ein Patient aus einer Klinik, oder auch andere Patienten, würde ich nicht auf Details aus seiner Lebensgeschichte eingehen oder nach seinen Problemen fragen.[2]

Wie bei so vielen anderen Dingen in der Psychoanalyse geht es darum, den Zugang zu einem Patienten zu erfühlen. Es gibt eine ganze Reihe von Dingen, die man zur Behandlungstechnik vermitteln kann, und dann gibt es auch eine Reihe von Dingen, die man nicht lehren kann. Das klingt jetzt entmutigend, aber es ist eine Tatsache. Ich meine, ein Gefühl für die Gefühle eines anderen Menschen ist in meinen Augen eine Vorbedingung, um einen guten Analytiker auszumachen. Es gibt noch eine Reihe anderer Punkte, die auch nötig sind, aber das ist sicher einer davon. Selbst in ganz gewöhnlichen Alltagssituationen ist es ebenfalls wichtig, ein Gefühl für die Gefühle eines anderen Menschen zu haben, es gilt also nicht nur für die Psychoanalyse, aber für sie ist es eine Vorbedingung. Erfahrung ist eine große Hilfe. Ich glaube nicht, dass man schon als Analytiker geboren wird, das stimmt nicht, aber ein Körnchen Wahrheit enthält es doch. Womit man geboren wird, hat Einfluss darauf, ob wir jemandem dabei helfen können, ein guter Analytiker zu werden oder nicht. Es ist nicht einfach die Behandlungstechnik, die man lehren kann, da sollte noch eine Menge dazukommen. Und wenn wir einem Analytiker wirklich dabei helfen können, Zugang zu den Gefühlen des Patienten zu finden, selbst wenn dieser schweigt – ein Punkt, auf den wir später noch kommen werden –, dann haben wir ihm viel vermittelt. Es ist eine Fähigkeit, die bis zu einem gewissen Punkt entwickelt werden kann, aber auch nur bis zu einem gewissen Punkt, einiges muss schon von Anfang an da sein.

---

2 Zu der Zeit haben erfahrene ältere Analytiker meistens wenigstens einen Patienten an der London Clinic of Psychoanalysis zu einem niedrigen Honorar behandelt. Später wurde dieser Brauch eingestellt, und die geringer bezahlten Behandlungen wurden vor allem von Kandidaten durchgeführt.

3. Wie sollte man Ihrer Ansicht nach mit dem Schweigen eines Patienten umgehen?

Mrs. Klein: Das ist jetzt eine so schwierige Frage, dass ich gar nicht weiß, ob ich etwas dazu sagen kann. Schwer zu sagen, was man dann macht, weil es so unterschiedliche Formen des Schweigens gibt, es hängt vom Patienten ab, vom Material, um das es zuletzt ging, von der ganzen analytischen Situation, wie sicher sie etabliert ist, und auch wieder davon, ob man das Gefühl hat, das Schweigen hat eindeutig die und die Bedeutung. Nun, niemand ist allwissend und deshalb kann man nicht sicher sein, ob man den Inhalt des Schweigens richtig erfasst, aber vielleicht gibt es ein paar Faktoren, die eine Hilfe sein könnten. Zum Beispiel, wie schon gesagt, das Material der vorangegangenen Sitzung, oder etwas, das man schon über die Einstellung des Patienten weiß, über die ganze Situation, in der er sich befindet; all das hilft dabei, etwas über das Schweigen zu wissen. Ist es ein trotziges Schweigen, ist es ein Schweigen, durch das der Patient sagt: »Ich will nichts mit Ihnen zu tun haben«, ist es ein Schweigen, das mit Verzweiflung zu tun hat, als wollte er sagen: »Ich weiß, egal was ich sage, es entlastet mich nicht, es gibt zu viel, was mir zu schaffen macht?« Ist es die Verzweiflung, dass der Analytiker ihm doch nie wird helfen können? Sie sehen schon, entsprechend dieser zahlreichen Möglichkeiten gibt es auch zahlreiche Wege, mit dem Schweigen umzugehen. Als erstes gilt natürlich, dass der Analytiker selbst nicht zu viel Angst haben sollte, wenn der Patient schweigt, das wäre schon mal ein Anfang. Wenn der Analytiker zu viel Angst bekommt, merkt der Patient das sofort.

Der Analytiker sollte sich auch nicht über ihn ärgern. Vor langer Zeit habe ich mal in Berlin von einem Fall gehört, bei dem der Analytiker sich eine Zeitung schnappte und las, wenn der Patient nicht reden wollte. Nun, davon halte ich nichts. Ich meine, wenn der Analytiker sauer wird oder frustriert ist, weil der Patient schweigt, und es dem Analytiker lieber wäre, der Patient würde ihm das erklären, dann ist die Situation bereits verfahren. Vor allem anderen sollte der Analytiker zu verstehen versuchen, warum der Patient schweigt; er sollte ihm auch die Gelegenheit einräumen, zu schweigen. Ich sehe ganz sicher keinen Grund, warum der Patient nicht eine Weile schweigen sollte. Im Lauf der Zeit findet man vielleicht heraus, was es bedeutet, wenn der Patient erst mal ein paar Minuten braucht, bevor er beginnt. Aber manchmal gibt es etwas im Patienten, das es ihm schwer macht, überhaupt anzufangen, und dann gewöhnen wir uns vielleicht daran, dass er zu Beginn einer Sitzung erst mal ein paar Minuten schweigt. Nun, je nachdem, ob das Schweigen Ausdruck von Verzweiflung ist oder, was auch sehr wichtig ist, Ausdruck von Misstrauen und Argwohn, könnte es sich darauf auswirken, wie wir das Schweigen deuten.

Manchmal kann man auch ein bisschen Druck machen und einfach fragen: »Woran denken Sie gerade?« Es ist gut möglich, dass wir im Lauf der Zeit herausfinden, warum der Patient das braucht, dass *wir* erst mal fragen sollten: »Woran denken Sie gerade?« Schließlich weiß er ganz gut, dass wir uns dafür interessieren. Es muss also einen Grund geben, warum der Patient es braucht, dass ich ihm diese Frage stelle. Aber ich kann nicht sehen, warum es schaden sollte, diese Frage zu stellen und nach und nach herauszufinden, warum das für ihn so wichtig ist. Man sollte den gesamten Kontext berücksichtigen, wenn man die Deutung gibt.

Vielleicht braucht es der Patient, ermutigt zu werden, vielleicht möchte er spüren, dass ich mir wirklich wünsche, dass er etwas sagt, vielleicht muss er meine Stimme hören, vielleicht möchte er herausfinden, ob ich immer noch dieselbe Person bin wie gestern, vielleicht testet er mich sogar und will sehen, ob ich noch ärgerlicher werde, wenn er nicht spricht, all das kann in die Situation eingehen. Wenn wir fragen: »Was geht Ihnen durch den Kopf?« oder »Woran denken Sie gerade?«, löst sich das Problem normalerweise. Wir verstehen dann im Lauf der Zeit, warum es für den Patienten nötig ist, dass wir ihm diese Frage stellen. Also jedenfalls, wenn sich das ständig wiederholt und fast jede Stunde so anfängt.

Wenn das Schweigen von Misstrauen geprägt ist, und das ist eine Situation, die uns immer wieder begegnet, besonders bei Jugendlichen oder kleinen Kindern, dann würde ich als erstes vermuten, dass der Patient Angst vor mir hat. Wenn das Kind sich zum Beispiel nicht rührt, kein Zeichen von sich gibt, weder spricht noch spielt oder sonst etwas. Dann würde ich deuten, dass ich eine Fremde bin und es voller Misstrauen ist mir gegenüber, oder dass ich eine bin, vor der es Angst hat, weil ich vielleicht herausfinden will, was es denkt. In meinem Buch *Die Psychoanalyse des Kindes* (Klein, 1932) habe ich dafür mehrere Beispiele gebracht. Das könnte eine dieser emotionalen Situationen sein, in denen wir uns mehr oder weniger gut vortasten müssen.

Wie ich schon sagte, kann es eine Situation geben – und oft ist das auch so –, in der der Patient verzweifelt ist und das Gefühl hat, ihm könnte nichts helfen und wenn er noch so viel sagt. Nun, dann kann er auf die Frage: »Woran denken Sie gerade?«, vielleicht antworten: »Ich kann überhaupt nichts sagen, weil alles so schrecklich ist«, oder etwas in der Art, und dann haben wir bereits einen Zugang.

Ich weiß natürlich, dass es Patienten gibt, die lange schweigen können, manchmal sogar eine halbe Stunde, und ich bin nicht dafür, so lange zu warten. Ich *bin* dafür, ein paar Minuten zu warten, vielleicht bis zu zehn Minuten, und dann hätte ich wirklich das Gefühl, jetzt müsste etwas geschehen. Unterdessen würde ich mir in Erinnerung rufen, was in der letzten Sitzung war und was ich bereits über den Patienten weiß – ich denke dabei nicht an die Anfangszeit einer Analyse –, und dann würde ich das Schweigen deuten. Nach meiner Erfahrung bringen wir den Patienten auf diese Weise oft dazu, etwas zu sagen, und dann kommen wir auch näher an das dran, was ihm gerade durch den Kopf geht.

Es gibt natürlich auch andere Formen des Schweigens, und die sind, meine ich, auch wichtig, in denen man das Gefühl bekommt, dass der Patient absolut zufrieden damit ist, einfach auf der Couch zu liegen, zu schweigen und das Gefühl zu haben: »Hier ist ein Ort, an dem ich endlich mal ruhig liegen kann, ohne was sagen zu müssen.« Das ist dann eine ganz andere Einstellung und ist eine ganz andere Stimmung. In diesem Fall entdecken wir vielleicht bald, dass er eine frühe Situation wiederholt, in der er glücklich war, und dass er jetzt das Gefühl hat: »Hier werde ich verstanden, Worte braucht es nicht, ich komme ganz gut ohne sie aus«. Das verlangt natürlich nach einer ganz anderen Art von Deutung als die Situationen, die ich zuvor beschrieben habe.

Zu Beginn einer Analyse liegt man, glaube ich, selten falsch, wenn man dem Patienten deutet, es falle ihm schwer anzufangen, weil er es unangenehm finde, seine Gedanken preiszugeben, oder weil ich versuchen könnte, herauszufinden, was er denkt und dass ihn das misstrauisch macht. Vielleicht wiederholt er sogar eine Situation, die er früher gehasst hat. Oft ist das in der ersten Stunde eine Brücke für den Patienten, die ihm hilft, etwas zu sagen. Aber natürlich gibt es so viele Varianten, dass ich wirklich nicht die richtige Antwort auf Ihre Frage weiß.

4. Eine zusätzliche Frage zur Gegenübertragung stellten Isabel Menzies und Stanley Leigh[3]

Isabel Menzies: Ich würde gerne noch etwas zur Gegenübertragung fragen. Ich wüsste gern noch etwas genauer, ob die Gegenübertragung nach Ihrer Meinung etwas dazu beitragen kann, das Schweigen besser zu verstehen und zu deuten.

---

3 Die Gruppe interessierte sich vor allem für die Gegenübertragung. Paula Heimanns Arbeit über die Gegenübertragung wurde 1950 veröffentlicht. Zur Zeit der Seminare hatte sie die Gruppe um Klein verlassen, und einige der Ansichten Melanie Kleins über den Gebrauch der Gegenübertragung könnten zum Teil eine Reaktion auf Heimanns Idee sein, dass der Analytiker den Patienten verstehen könne, indem er seine eigene Gegenübertragung untersucht. Auch Bions frühe Arbeiten, zum Beispiel »Angriffe auf Verbindungen« (1959), wurden zu dieser Zeit veröffentlicht. In einigen dieser Arbeiten untersuchte er die Auswirkungen der projektiven Identifizierung auf den Analytiker.

Mrs. Klein: Zusätzlich zu dem, was Sie mich schon gefragt haben?

Isabel Menzies: Jedenfalls ausgehend von diesem speziellen Punkt über das Schweigen.

Mrs. Klein: Nun, wenn ich darauf eingehe, muss ich wohl ein bisschen mehr über die Gegenübertragung im Allgemeinen sagen und über die Schwankungen im Umgang damit, die es in den letzten Jahren gegeben hat. Bei einer Gelegenheit bin ich sogar mal als Gegen-Gegenübertragung bezeichnet worden. Aber das stimmt nicht. Es kann natürlich gar nicht anders sein, als dass der Patient bestimmte Gefühle im Analytiker aufrührt, und das variiert entsprechend der Einstellung des Patienten und der Frage, was für eine Sorte Patient er ist, aber natürlich geht es dabei um die eigenen Gefühle des Analytikers, die er sich bewusst machen muss. Ich habe nie gefunden, dass die Gegenübertragung mir geholfen hat, meinen Patienten besser zu verstehen, aber – um es mal so zu formulieren – sie hat mir geholfen, mich selbst besser zu verstehen.

Hier möchte ich gern auf frühere Zeiten zurückkommen. Ich erinnere mich sehr gut, dass es in Berlin ein Sprichwort gab: »Wenn du dich wegen eines Patienten so fühlst, dann verzieh dich in eine Ecke und denke gut darüber nach, was mit dir nicht stimmt«. Bis zu einem gewissen Grad trifft das zu, finde ich. Wenn ein Patient ein sehr starkes Gefühl in mir auslöst, entweder Angst oder eine Vorahnung oder sonst etwas, dann gibt es hundert Möglichkeiten. Es würde mich wirklich mehr interessieren, warum ich in einer bestimmten Situation so und nicht anders reagiere, als herauszufinden, warum der Patient diese Gefühle in mir wachruft. Ich bin mir völlig darüber im Klaren, dass es Patienten gibt, deren Persönlichkeit mich mehr anspricht als die Persönlichkeit anderer Patienten, und das macht natürlich einen Unterschied. Aber auch hier muss man sehr vorsichtig sein, denn eine zu positive Gegenübertragung könnte ein größerer Fehler sein als eine negative Gegenübertragung. Man muss sich selbst fragen, beeinflusst mich dieser oder jener Zug des Patienten? Ich meine, das passiert unwillkürlich, es passiert aus dem Moment heraus, wenn man merkt, dass da eine Angst ist, die einen beunruhigt. Auch das ist wieder eine Frage der Erfahrung, und manchmal kann man genau in diesem Moment darauf kommen, was in einem selbst vorgegangen ist.

Deshalb ist mir kein Fall bekannt, bei dem mir die Gegenübertragung eine Hilfe gewesen wäre, um den Patienten zu verstehen; ich sehe nicht die Logik darin. Es hat doch ganz offenkundig mit der inneren Verfassung des Analytikers zu tun, ob er mehr oder weniger dazu neigt, entrüstet zu sein, verärgert, enttäuscht, ängstlich, ob er jemanden sehr ablehnt oder besonders mag. Ich meine, es hat so viel mit dem Analytiker zu tun, dass ich nach meiner sehr langen Erfahrung wirklich der Meinung bin, dass ich lieber herausfinden würde, was mit mir los war, als ich einen Fehler machte. Ich denke immer, es lag daran, dass ich mich nicht genug im Griff hatte. Natürlich habe ich Fehler gemacht, aber es lag mir immer mehr daran, diese Fehler zu untersuchen und herauszufinden, weshalb ich sie gemacht habe, und meistens habe ich dann entdeckt, dass es eine Schwierigkeit in mir selbst war.

Nun, diese Art des Vorgehens könnte zu idealisiert dargestellt sein, weil man schon sagen kann, dass ein Patient, der keine Gelegenheit auslässt, um einen zu kritisieren, der einem offensichtlich jede Möglichkeit missgönnt, Hilfe zu bekommen, obwohl er gekommen ist, weil er Hilfe brauchte, so ein Patient ist schon ein ärgerliches Exemplar. Aber das ist wirklich nicht die Einstellung, die der Analytiker ihm gegenüber haben sollte. Sie könnten sagen, ich stelle ein Ideal auf, dem niemand genügen kann, aber ich glaube, dass man sich schon auf sehr viel festerem Boden bewegt, wenn man zu fassen bekommt, was in einem selbst der Grund für die Schwierigkeit ist. Die Gegenübertragung zu benutzen und zu sagen, dass ich, weil ein Patient in mir dieses oder jenes Gefühl ausgelöst hat, aus dieser Tatsache heraus besser in der Lage bin, meine Schlussfolgerungen über den Patienten zu ziehen, daran glaube ich nicht. Ich meine, ich ziehe meine Schlussfolgerungen aus dem, was in dem Patienten vor sich geht, aus seinem Material, aus seinen Emotionen, seinen Stimmungen und dem, was ich bei ihm sehe und nicht aus dem, was er in mir auslöst.

Manche Situationen sind vielleicht wirklich unmöglich, denn ich erinnere mich daran, wie Freud einmal sagte, obwohl ich die Stelle nie wieder finden konnte, dass er jemanden nicht analysieren könnte, der zu »gemein« (im Orig. dt.) sei und den er verachte. Nun, wenn das passiert, sollte man den Patienten vielleicht lieber nicht analysieren, finde ich.

Um einen speziellen Fall, bei dem die Gegenübertragung sich als ein sehr angsterregender Faktor erweisen kann, handelt es sich, wenn es bei dem Patienten um eine starke projektive Identifizierung geht. Das trifft besonders auf sehr kranke Patienten zu. Bei ihnen bekommt man das Gefühl, dass sie ihre ganze Depression in einem abladen, ihren ganzen Ärger, ihren ganzen Neid, alles, was sie haben. Oder alternativ hat man das Gefühl, dass sie einen völlig aussaugen, alles, was sie kriegen können. Nun ist natürlich all das ein Teil der analytischen Situation, und auch wenn man darauf gefühlsmäßig reagiert, denke ich, dass die Sache klarer wird, sobald man versteht, was gerade vor sich geht. Wenn ich merke, dass der Patient etwas in mir ablädt, hängt es von mir ab, ob ich ihn das machen lasse oder nicht. Ich meine, hier sind doch zwei von uns, er lädt etwas in mir ab, aber ich möchte das nicht in mir untergebracht haben. Ich würde mir lieber überlegen, was er in dem Moment macht, wenn er etwas ablädt. Das klingt sehr perfektionistisch, und eigentlich gefällt es mir nicht, es so ausdrücken zu müssen, weil ich weiß, es braucht sehr viel Erfahrung, Geduld, sogar Toleranz, um an diesen Punkt zu kommen, und niemand kommt im Handumdrehen so weit. Aber es ist eine Frage des Prinzips, und auf die habe ich geantwortet.

Wozu ist die Gegenübertragung in einer Analyse gut? Wo Gegenübertragung nicht zu vermeiden ist, sollte sie, meine ich, kontrolliert, untersucht und vom Analytiker für sich genutzt werden und nicht für den Patienten. Ich glaube nicht daran. Gibt es weitere Fragen dazu?

Dr. Leigh: Mrs. Klein, wie viel haben Gegenübertragung und die Empathie, über die Sie zuvor gesprochen haben, miteinander zu tun im Sinne eines *sine qua non* für einen guten Analytiker?

Mrs. Klein: Da ist viel dran an dem, was Sie gerade sagen, denn es ist nicht leicht, bestimmte unschöne Charakterzüge an einem Patienten zu akzeptieren. Nehmen Sie einen Patienten, der sehr gemein ist, einen, der darauf aus ist, alles aus mir rauszuholen, was er nur kriegen kann, weil das seine Einstellung ist, alles aus den Leuten rauszuholen, was er nur kriegen kann und sich dann abzuwenden, sie vielleicht sogar schlechtzumachen. Manchmal kommen solche Charaktere als Patienten zu uns, und was Dr. Leigh sagt, hat viel damit zu tun, also mit Empathie für den Patienten. Ich glaube wirklich nicht, dass man gut analytisch arbeiten kann, ohne einem Patienten eine Menge Sympathie, Toleranz und Empathie entgegenzubringen.

Wenn wir merken, dass derartige Charakterzüge uns gegenüber ausagiert werden, können wir versuchen, den Patienten zu verstehen, statt zu sagen: »Also, diesen Patienten ertrage ich nicht«, oder: »Das beweist, dass er dies oder das ist.« Stattdessen könnten wir finden: »Nun, ich will ihn untersuchen, wenn er so gierig und so neidisch ist, das gehört zu seiner Psychologie, und deshalb ist er zu mir gekommen, und das ist es, was ich verstehen möchte.« Hinter dieser Einstellung steckt noch ein anderes Element, nicht nur Empathie, und das ist das Bedürfnis nach Wissen, danach, etwas zu erkennen.

Nun, das Bedürfnis nach Wissen ist bei einem Analytiker sehr wichtig; der Wunsch, die Psyche zu erkunden, wie auch immer sie beschaffen sein mag. Das ist also ein weiteres Ideal, das ich aufstelle, und ich wollte, Sie nehmen es mit einer Prise Salz, weil ich hoffe, ich entmutige Sie nicht, wenn ich so hohe Ideale aufstelle; aber bis zu einem gewissen Grad halte ich es wirklich für eine Vorbedingung. Es hängt von meiner eigenen inneren Stabilität ab, ob ich mich vom Patienten ausgeraubt fühle oder nicht und ob ich das Gefühl bekomme, er hätte mir schon alle meine Gedanken gestohlen oder auch nicht. Oder seine Einstellung, die ihn sofort, nachdem ich ihm geholfen habe, sagen lässt: »Oh, das wusste ich doch schon immer.«

Die Frage ist: »Soll ich mich darüber ärgern oder soll ich mir überlegen, warum er diese Einstellung hat?« Warum muss er, wenn er doch um Hilfe bittet und sie auch bekommt, im nächsten Moment diese Hilfe entwerten? Vielleicht ist es diese Einstellung, die mir bis zu einem gewissen Grad geholfen hat, den Neid besser zu verstehen. Diese Haltung ist mir wieder und wieder begegnet; dass der Patient in dem Moment, in dem ihm geholfen wurde, schon im nächsten Moment das entwerten muss, was er gerade bekommen hat. Ich weiß nicht, zu welchen Schlussfolgerungen ich gelangt wäre, wenn ich mich auf mein eigenes Gefühl verlassen hätte. Aber ich zog meine Schlussfolgerungen aus meiner Beobachtung der Charakterzüge des Patienten, und ich wollte verstehen, warum er solche Charakterzüge entwickelt hatte.

Natürlich wissen wir, dass der Patient manchmal geradezu um Hilfe bettelt, und wenn wir dann seine Geschichte heranziehen, finden sich vielleicht Umstände, die seine Bedürfnisse verstärkten. Wir müssen dann vielleicht verstehen, wie seine Not ihn dazu brachte, es nicht mit jemandem auszuhalten, der ihm überlegen war. Es könnte sich herausstellen, dass ein wichtiges Merkmal seiner Kindheit darin bestand, dass er es nicht ertragen konnte, mit Erwachsenen zusammen zu sein, die immer alles besser zu wissen schienen und die manchmal auch besser waren als er. All das sind interessante Fragen für eine Untersuchung.

Nun, das ist sehr weit weg von dieser Spiegelgeschichte, die wir so gut kennen, wie Sie wissen, und die so oft benutzt wurde; auch hier zitiere ich Freud nicht wörtlich[4], dass der Analytiker ein Spiegel sein sollte, in dem die Dinge reflektiert werden. Das trifft nicht zu, der Analytiker ist eine Person mit Gefühlen und Interessen, er ist nicht bloß ein Spiegel. Er hat vor allem die Absicht, den Patienten zu untersuchen, ihn zu verstehen und ihm zu helfen. Und hier muss ich ergänzen, dass ich nicht glaube, dass ein Analytiker sehr effektiv sein kann, wenn er den Patienten *nur* untersuchen will, nur seine Seele erforschen will. Da kommt die Frage der Empathie ins Spiel. Wenn der Analytiker darüber hinaus die Empfindung und den Wunsch hat, dem Patienten zu helfen, dann ist es erstaunlich, wie sehr das zur Toleranz des Patienten beiträgt und zu seiner Fähigkeit, auch mit den unerfreulichen Dingen zurechtzukommen, die sich ereignen. Eines

4 Tatsächlich benutzt Freud die Spiegelmetapher vor allem, um dem Analytiker den Rat zu geben, keine persönlichen Gefühle und Tatsachen preiszugeben. Er schreibt: »Der Arzt soll undurchsichtig für den Analysierten sein und wie eine Spiegelplatte nichts anderes zeigen, als was ihm gezeigt wird« (Freud, 1912e, S. 384).

dieser unerfreulichen Dinge ist es, wenn wir versagen. Wenn wir feststellen, dass eine Sitzung, in der wir so wunderbare Deutungen gegeben haben, damit endet, dass der Patient voller Angst und Ärger aus der Stunde geht, dann haben wir das Gefühl, versagt zu haben und müssen uns damit auseinandersetzen. Wir müssen sogar die Vorstellung aushalten, dass manche Analysen insgesamt misslingen; wir haben nicht immer Erfolg.[5]

Ein Interesse am Patienten und an seinen seelischen Prozessen muss im Vordergrund stehen, das ist der Fokus unserer Arbeit. Wenn es uns gelingt, uns bis zu einem gewissen Grad in den Patienten zu projizieren – und an der Stelle kommt natürlich die projektive Identifizierung[6] ins Spiel –, und es dann außerdem davon abhängt, was auf diese Projektion folgt, dann ärgern wir uns nicht so sehr und sind insgesamt besser in der Lage, den Patienten zu untersuchen und ihm die Möglichkeit zu geben, von unseren Deutungen zu profitieren oder auch nicht.

5. Unter welchen Umständen befürworten Sie, dass der Analytiker Fragen stellt?

Mrs. Klein: Das ist eine leichtere Frage, obwohl dieser Punkt immer kontrovers war. Ich meine, wir müssen uns am Material orientieren. Um Ihnen ein Beispiel zu geben – jemand erzählt mir, dass dies und jenes gerade in seinem Garten passiert sei und dass ein Nachbar dies und jenes gemacht habe. Er hat uns Material geliefert, aber wir hätten gerne einen Punkt noch etwas klarer; wir würden ihn jetzt nicht unterbrechen, aber bei der nächsten Gelegenheit würden wir fragen: »Oh, war das Ihr Garten?«, oder »Ist das der Nachbar, über den Sie letztes Mal gesprochen haben?« – oder etwas in der Art. Die Frage sollte nicht einfach aus dem Blauen kommen, sondern zu dem momentanen Material passen und es verdeutlichen.

Kindern können wir, meine ich, Fragen stellen, wir müssen ihnen sogar Fragen stellen, und ich habe Beispiele dafür angeführt; als ein Kind spielte und ich fragte: »Und wer ist das?«, könnte es antworten: »Das ist John«, sein Bruder – oder etwas in der Art. Aber wir sollten nicht zu rasch davon ausgehen, dass

---

5 An dieser Stelle bricht das Tonband nach 47 Minuten ab. Das zweite Tonband scheint mit demselben Thema weiterzumachen, es wurde wohl während des Seminars gewechselt, das Seminar ist also nicht an dieser Stelle zu Ende.

6 Hier meint Klein die projektive Identifizierung des Analytikers als den Mechanismus, mit dessen Hilfe der Analytiker sich in die Lage des Patienten versetzt.

ein Kind uns die richtige Antwort gibt, wenn wir ihm eine Frage stellen; aber sehr oft können wir, wenn wir einem Spiel zusehen und das Kind damit beschäftigt ist, uns etwas zu zeigen, die Frage stellen und eine Antwort bekommen. Wenn wir versuchen, unser Material nur durch Fragen zu erhalten, sind wir natürlich verloren; das ist ganz offenkundig, auf diese Weise können wir nicht vorgehen. Die Frage, die ich Ihnen vorgeschlagen habe, die manchmal dabei helfen könnte, dass ein Patient anfängt zu reden: »Woran denken Sie?«, das ist eine sehr neutrale Frage. Aber wenn wir anfangen und fragen: »Was haben Sie gestern gemacht?«, oder: »Was haben Sie gestern Abend gemacht?«, oder etwas in der Art, diese Sorte von Fragen ist nicht besonders gut. Fragen müssen zum Material passen und dazu dienen, etwas zu verdeutlichen. Unter diesen Umständen können Fragen nützlich sein.

6. Sollte der Analytiker den Patienten darauf hinweisen, wenn dieser eine Situation anscheinend sachlich falsch wahrgenommen hat?

Mrs. Klein: Ich fürchte, diese Frage lässt sich nur sehr schwer allgemein beantworten. Ich würde sagen, dass es natürlich sehr viel besser ist, wenn der Patient anhand des Materials und mithilfe der Deutungen selbst zu dem Schluss kommt, dass er die Realität einer Situation falsch eingeschätzt hat. Aber manchmal sind wir in einer Lage, in der wir ihm als Teil einer Deutung zeigen können, wie verzerrt seine Sicht gewesen ist. Wenn der Patient zum Beispiel mir oder einem anderen heftige Vorwürfe macht und dann Material bringt, aus dem hervorgeht, dass er seinen Ärger auf mich projiziert hat, könnte er entdecken, dass die Situation eigentlich ziemlich harmlos ist. Ich würde darauf nicht zu Beginn einer Deutung hinweisen, aber wenn das Material klarer wird, könnte ich ihm zeigen, wie er dazu neigt, eine Situation in einem speziellen Licht zu sehen. Das ist meines Erachtens wirklich Teil der Deutung.

[Nach einer lebhaften Diskussion, bei der mehrere Personen gleichzeitig geredet haben, ist anscheinend ein Schweigen entstanden.]

Mrs. Klein: Nun habe ich anscheinend alle zum Verstummen gebracht, aber ich hoffe, dass ich Sie mit den Prinzipien, die ich aufgestellt habe, nicht eingeschüchtert habe, dass Sie, wie schon gesagt, alles mit einer Prise Salz versehen sollten. Niemand ist perfekt in dem, was er tut. Es ist nur, sagen wir mal, etwas, das man anstrebt oder etwas, das dabei helfen könnte, zu einer analytischen Haltung zu kommen.

7. Ein weiterer Kommentar zur Gegenübertragung in der Pause

[An dieser Stelle der Tonbandaufnahme erwähnt Tom Hailey, dass es eine Pause gab, während der die Diskussion über die Gegenübertragung weiterging, insbesondere bei der Arbeit mit psychotischen Patienten. Melanie Klein sprach sich dagegen aus, Deutungen auf der Grundlage von Gegenübertragungsgefühlen zu geben und verwies auf klinisches Material aus ihrer Berliner Zeit. Der folgende Abschnitt der Tonbandaufzeichnung ist schwer zu entziffern, scheint sich aber auf eine Situation zu beziehen, als Klein in Berlin mit einem Patienten arbeitete, der Angst in ihr auslöste.]

Mrs. Klein: Der Patient, der übrigens später wieder zurück in die Anstalt ging, wurde von einem meiner Kollegen behandelt, der sich damals für Schizophrenie interessierte. Er hatte ihn aus der Anstalt geholt und zu behandeln versucht, kam aber nicht sehr weit mit ihm und nahm, weil er in Urlaub gehen wollte, mit mir Kontakt auf, weil er meinte, ich würde mich gut dafür eignen. Er warnte mich nicht im Geringsten vor dem, was mich erwartete. Er sagte nur: »Könntest du bitte für einen Monat einen Patienten übernehmen, den man nicht allein lassen kann, weil er psychotisch ist.« Er sagte, er brauche jemanden, der die Analyse am Laufen halten würde. Ich sagte zu, und da saß ich dann. Von der ersten Sitzung an hatte ich das Gefühl, einer Gefahr ausgesetzt zu sein. Tatsächlich gelang es mir in diesem Fall, etwas von einer positiven Übertragung herzustellen, obwohl man mir gesagt hatte, davon könne überhaupt keine Rede sein, weil es bei Schizophrenen keine positive Übertragung geben könne. Später wurde mir gesagt, ich hätte Erfolg gehabt und ich wurde gebeten, weiterzumachen, aber ich sagte: »Nein, vielen Dank.« Nun, ich glaube nicht, dass es mir geholfen hätte, wenn ich das Gefühl gehabt hätte, genauso psychotisch zu sein wie mein Patient.

Dr. Morrison: Nein, das hatte ich nicht gemeint. Was ich meinte, war die Frage, ob der Patient vielleicht in dem Moment, als Sie Angst bekamen, genau das brauchte, nämlich dass Sie selbst in dieser Lage sind. Das Gefühl hatte ich auch bei dem Mädchen [vermutlich das Kind, über das sie in der Pause gesprochen hatte], dass sie mich in diesem Moment braucht angesichts dieses ganzen überwältigenden Zeugs, aber ohne dass ich davon überwältigt werde.

Mrs. Klein: Nun, das ist Teil der Deutung, natürlich. Bei dem Fall, den ich beschrieben habe, stimmt das. Wenn ich mich recht erinnere, hatte ich gedeutet, dass er sich bedroht fühlte. Er fühlte sich durch mich bedroht, aber ich erinnerte ihn daran, wie bedroht er sich durch seinen Onkel gefühlt hatte. Nun, er glaubte, ich sei in seiner Gewalt, und er hatte Angst davor, mich in Angst zu versetzen. In diesem Sinn könnte man sagen, dass ich die Idee, er erzeuge Angst in mir, angewandt habe, aber nur zum Teil, verstehen Sie.

Dr. Morrison: Ja, genau das hatte ich gemeint. Dass es ein Hinweis darauf ist, wie es mit dem Patienten ist. Es hilft uns dabei, zu erkennen, welche Art von Person wir in diesem Moment für den Patienten sein müssen. Jemand, der etwas Ängstigendes erlebt, aber nicht wirklich davon geängstigt ist.

Mrs. Klein: Ja, aber wenn er es brauchte, dass ich Angst bekam ... und in diesem Fall bekam ich Angst, wissen Sie, das stimmt genau. Aber es hielt mich nicht davon ab, dem Verlauf des Materials zu folgen. Aber wenn ich merke, dass ich Angst bekomme, dann versuche ich lieber zu verstehen, warum ich so ängstlich werde, warum folge ich dem Wunsch des Patienten? Für mein Gefühl bin ich viel besser dran, wenn ich versuche, den Patienten zu verstehen. Ein Teil davon ist natürlich, dass er mich in Angst versetzen wollte. Aber ich bin trotzdem nicht der Meinung, dass das so viel helfen würde, wie man glaubt. Ich meine, bis zu einem gewissen Grad ist es doch unvermeidlich.

Ich finde immer noch, dass es irreführend ist, wenn Analytiker meinen, was in ihnen vorgehe, weise ihnen den Weg, was in dem Patienten vorgeht. Ich weiß nicht, ob ich mich ganz verständlich gemacht habe, aber ich kann nur sagen, dass ich sehr wenig damit anfangen kann. Vielleicht ist es eine Frage der Definition, denn Dr. Morrison hat uns als Beispiel eine Situation genannt, in der bestimmte Gefühle im Analytiker ausgelöst werden, und natürlich werden sie das. Aber was fängt man mit diesen Gefühlen an? Darum geht es mir eigentlich. Werden sie dazu benutzt, mir den Weg zu dem Material des Patienten zu weisen, oder zeigen sie mir etwas, womit ich in allererster Linie in mir selbst klarkommen muss? Denn sobald ich zum Beispiel Angst bekomme, wenn dieser Mann also gemerkt hätte, dass ich Angst vor ihm hatte, wenn ich verstummt wäre oder von Angst überwältigt gewesen wäre, dann hätte er vielleicht geglaubt, er hätte etwas bei mir bewirkt.

Dr. Morrison: Ja.

Mrs. Klein: Ich stimme zu, dass ich Angst hatte, was übrigens die ganze Woche so weiterging, aber es hielt mich nicht davon ab, ihn zu analysieren. Einmal fragte er mich zum Beispiel nach dem Namen eines männlichen Kollegen, weil seine Angst in dem Moment etwas mit der positiven Übertragung auf eine Frau zu tun hatte. Diese Angst war es, die sich in ihm gemeldet hatte und ihn nach dem

Namen eines männlichen Kollegen fragen ließ. Und ich nahm Kontakt auf zu jemandem, der zu der Zeit ebenfalls nicht im Urlaub war. Der Patient fragte: »Sind wir jetzt bei diesem Fall also zu dritt?« Ich sagte: »Ja, das sind wir.« Dann nannte ich ihm den Namen und die Adresse dieses Kollegen, aber er machte nie Gebrauch davon. Es reichte, dass ich ihm das gegeben hatte. Es fiel ihm auch schwer, sich von mir zu verabschieden. Im Rückblick meine ich, dass ich in diesem Mann eine gewisse positive Übertragung hervorgerufen hatte. Wäre ich von Angst überwältigt gewesen, hätte ich, so glaube ich, nicht damit umgehen können.

Dr. Morrison: Nun, das war genau der Punkt, auf den es mir ankam. Indem Sie gewissermaßen in diese angstauslösende Situation versetzt wurden, ohne von ihr überwältigt zu werden, konnten Sie sehen, was der Patient brauchte und zu tun versuchte.

Mrs. Klein: Ich meine, wir sollten nicht zu lange mit diesem Thema weitermachen, weil ich sicher bin, dass es dazu verschiedene Auffassungen gibt, und weil ich fürchte, ich kann nicht ganz deutlich machen, was ich meine. Was ich sagen möchte, ist, dass ich nicht davon überzeugt bin, dass ich ihn besser verstehen konnte, weil er mich in diese ängstigende Lage gebracht hatte. Das ist mein Punkt. Für mein Gefühl hatte er mich in Angst versetzt, weil er so groß war, weil ich gemerkt hatte, dass etwas an ihm ganz anders war als alles, womit ich bis dahin zu tun gehabt hatte. Er war eine ganz andere Art von Person, und das war eine Tatsache, die ich als etwas erkannte, was zu einer Gefahr werden könnte. Aber es half mir nicht dabei, zu verstehen, was in ihm vorging. Was mir half, war, dass ich mich daran erinnerte, wie sehr ihn sein Onkel verfolgt hatte. Ich glaube, er erzählte mir ein Beispiel, wie geängstigt oder verfolgt er sich gefühlt hatte, und ich gab ihm ein paar Deutungen wegen seiner Angst, dass ich ihn in die Anstalt zurückschicken könnte. Daraufhin fragte er mich: »Und, werden Sie mich in die Anstalt zurückschicken?« Diese Angst war also da, wie Sie sehen. Nun, es war nicht wirklich das Gefühl, dass er gefährlich werden könnte, was mich auf diese Deutung brachte, eher lag es daran, dass ich angefangen hatte, etwas von seiner Psychologie zu verstehen.

8. Könnten Sie auf die Frage eingehen, wie Verbindungen mitsamt ihren Verzweigungen geknüpft werden?

Mrs. Klein: Diese Frage ist sehr interessant. Ich wollte, ich könnte sie beantworten. Nun, jeder, dem danach ist, könnte ein ganzes Buch darüber schreiben. Ich meine wirklich, dass der Prozess, mit dem Verbindungen hergestellt werden, einer der wesentlichen Punkte in einer Analyse ist. Vielleicht verstehen wir das besser, seit wir die Spaltung besser verstehen. Wir wissen heute, dass es in einem Patienten sowohl das Bedürfnis zu spalten als auch das Bedürfnis zu integrieren gibt.

Wenn unsere Deutungen »in der Luft« hängen, wir also erst die und dann eine andere Deutung geben, ohne dass es einen Zusammenhang zwischen den Deutungen gibt oder zu dem, was in der letzten Sitzung gesagt wurde, und keinen Zusammenhang zwischen dem Ende der letzten Sitzung und dem, was zu Beginn dieser Sitzung passierte, dann haben wir die Aufgabe nicht geschafft, Verbindungen herzustellen. Wenn wir im Hinterkopf behalten, was ich schon früh als den »unbewussten Faden« bezeichnet habe, dann können wir gar nicht anders als Verbindungen herzustellen. Dann wissen wir, dass etwas, das jetzt kommt und vielleicht völlig anders aussieht, trotzdem in einem Zusammenhang steht zu dem, was früher in der Sitzung vorkam. Später in der Sitzung erinnern wir uns an zwei oder drei Stellen an etwas, das in der letzten Sitzung gesagt wurde oder vielleicht vor drei Monaten passiert ist. Ich meine nicht die Worte, sondern die ganze Stimmung, obwohl wir uns auch manchmal an den tatsächlichen Wortlaut erinnern. Oder wir erinnern uns vielleicht an einen Traum, der die Situation, von der wir gerade gehört haben, vollständig erklärt, und beides verknüpfen wir dann. Damit haben wir dem Patienten zu einer gewissen Integration und Synthese verholfen, was eine der wichtigsten Aufgaben in der Analyse ist. Es reicht nicht, korrekte Deutungen zu geben, die sich aber nur auf einen Teil dessen beziehen, was wir gesehen haben, und die nicht mit der Gesamtsituation verknüpft werden, mit dem, was wir zuvor gesehen haben.

Es gibt noch etwas anderes, was Freud gesagt hat – ich weiß allerdings nicht, ob er es gesagt oder geschrieben hat, und auch hier kann ich wieder nicht den Finger genau auf die entsprechende Stelle legen –, nämlich dass eine Analyse sich aufbaut wie ein Mosaik. Man muss jedes einzelne kleine Teil an die Stelle legen, wo es in das Gesamtbild passt. Dieses Gleichnis können wir auch als ein Bild für das Herstellen von Verbindungen betrachten. Das Bild wird immer vollständiger, weil wir eine Situation mit der anderen verknüpfen, einen Teil des Materials mit einem anderen; weil wir auf Material zurückgreifen, das schon früh etwas hat ahnen lassen, dessen Umrisse jetzt deutlicher werden.

All dies bedeutet, Verbindungen herzustellen, und deren Verzweigungen sind endlos, weil Spaltungen endlos sind. Wenn wir alles über Spaltung wissen, und davon sind wir noch sehr weit entfernt, dann werden wir verstehen können, was passiert, wenn wir das Bild vervollständigen, indem wir Verbindungen herstellen.

Das bringt uns auf die ganze Frage der Integration und der Angst, die sie auslöst. Denn ein großer Teil der Angst entsteht an diesem Punkt der Integration, sodass wir manchmal feststellen, dass der Patient an dieser Stelle Anstalten macht, sich vollständig zurückzuziehen, weil er sich dieser Integration nicht stellen kann, sie ist zu schmerzhaft, macht zu viel Angst und ist vielleicht unerträglich. Oder wir stellen fest, dass er anfängt, über etwas völlig anderes zu sprechen. Wie verknüpfen wir das dann? Wir müssen auf das hören, was uns erzählt wird, selbst wenn es ganz und gar wegzuführen scheint von dem, was gerade gesagt wurde. Vielleicht widerspricht der Patient dem vehement, oder es wird auf eine andere Person projiziert oder auf den Analytiker. Aber wenn wir festhalten, dass die Spaltung sich genau in dem Moment der Integration ereignete, wissen wir besser, wie wir weiter vorgehen sollen. Wir werden dann verstehen, dass der Patient vielleicht nur allmählich dahin kommen kann, die Integration auszuhalten.

Ein anderer Aspekt des Verbindens, der berücksichtigt werden muss, taucht auf, wenn eine Integration misslungen ist. Ich weiß, dass die Definition für das, was man in einer Analyse macht, lautet, Unbewusstes bewusst zu machen, eine sehr allgemeine Definition, obwohl sie immer noch zutrifft. Aber ich denke, man könnte auch sagen, dass das Ziel der Analyse darin besteht, dem Patienten dabei zu helfen, seine abgespaltenen Anteile sowie seine Impulse und die abgespaltenen Anteile seiner Objekte zusammenzuführen und zu vereinen. Nun ist das oft sehr paradox, weil man, wie schon gesagt, es im Moment der Integration vielleicht mit sehr viel Angst zu tun bekommt. Wir dürfen dann nicht vergessen, was an diesem Punkt passierte, weil er vielleicht in einem späteren Stadium, wenn der Patient das besser aushält, wieder auftaucht und dann besser zu handhaben ist.

Dr. Morrison: Verstehe ich Sie richtig, dass Sie, wann immer Sie eine Deutung geben und Sie eine Verbindung zu etwas gesehen haben, diese Verbindung in Ihre Deutung einbeziehen?

Mrs. Klein: Ja. Wir können das nicht die ganze Zeit so machen, nicht während der ganzen Analyse, weil dann unsere Deutungen viel zu lang wären. Wir können das nicht machen, weil wir dem Patienten Gelegenheit geben müssen, zu sprechen und mehr Material zu bringen. Normalerweise, könnte man sagen, würde es reichen, das, was wir am Ende der letzten Sitzung gehört haben, mit dem zu verbinden, was wir heute gehört haben. Aber es könnte auch Situationen geben, in denen wir mehr machen und den Patienten daran erinnern müssen, dass er in der zweiten oder dritten Stunde den oder jenen Gedanken geäußert hat, und den jetzt nicht ertragen kann, weil er sich jetzt auf einer viel tieferen Ebene gemeldet hat.

Der Patient kommt zum Beispiel und sagt, er wisse, dass er sehr destruktiv sei oder wisse, dass er nicht liebesfähig sei. Er äußert dies als eine Art bewusster Überzeugung. Aber dann könnte in der Analyse im Zusammenhang mit dem

Analytiker eine Situation entstehen, die uns zu seiner Beziehung zu seiner Mutter zurückbringt und zu dem Gefühl, sie wirklich zerstört zu haben oder den Wunsch dazu gehabt zu haben, was unbewusst oft gleichgesetzt wird. Dann haben wir es mit einer völlig anderen Situation zu tun, die der Patient vielleicht nicht ertragen kann, nicht, weil er nichts dabei empfinden würde, sondern weil er die Gefühle nicht ertragen kann, die jetzt in der Beziehung zum Analytiker entstanden sind. Wenn wir dann eine Deutung geben, könnten wir sie vielleicht mit der damaligen Situation in Verbindung bringen, als der Patient die Vorstellung geäußert hatte, er sei so destruktiv. Natürlich hatten wir mittlerweile einiges von den früher verleugneten Liebesgefühlen aufdecken können. Tatsächlich wird eine Integration dieser Art erst möglich, wenn wir Liebesgefühle auf diese Weise geweckt haben.

Es gab eine Zeit, in der es mir sehr schlecht ging, weil meine Arbeit über die wichtige Rolle der Aggression einige Analytiker dazu gebracht hatte, sich in einer Weise aufzuführen, als könnten sie nichts anderes mehr sehen als Aggression. Ich war ganz verzweifelt. Alles, was ich in Seminaren und bei den Veranstaltungen der Society zu hören bekam, war Aggression, Aggression und Aggression.

Nun, damit können Sie überhaupt nichts anfangen, weil der Punkt der ist, dass Aggression nur toleriert werden kann, wenn sie modifiziert und abgeschwächt ist. Und dazu kommt es, wenn sich die Liebesfähigkeit entwickelt hat. Die bloße Tatsache, dass der Konflikt so groß ist, beruht darauf, dass es bei der Zerstörung um ein Liebesobjekt ging und wir uns in einem solchen Fall auf Material beziehen müssen, in dem entweder die Liebe oder der Hass im Vordergrund standen. Aber das können wir natürlich nicht in jeder Sitzung machen, weil das, wie schon gesagt, die ganze Sitzung ausfüllen würde. Nicht jede Situation bedarf einer so umfassenden Deutung, aber bei manchen Gelegenheiten ist es schon so, dass wir eine umfassende Deutung geben müssen.[7]

9. Was meinte Freud Ihrer Meinung nach mit »gleichschwebender Aufmerksamkeit«?

Mrs. Klein: Nun, das ist leichter, die gleichschwebende Aufmerksamkeit. »Freud beschrieb die Haltung des Analytikers als eine der gleichschwebenden Aufmerksamkeit. Könnten Sie uns sagen, was er Ihrer Ansicht nach damit meinte und was Sie ergänzen würden?«

---

7 Hier formuliert Klein noch einmal eine der Leitlinien, die sie in ihrer ersten Vorlesung zur Behandlungstechnik aufgestellt hatte.

Ich denke, ich bin auf diese Frage bereits eingegangen. Was Freud meinte, ist, dass man versuchen sollte, seine Aufmerksamkeit gleichschwebend zu halten und doch auf den Patienten bezogen zu sein, nicht auf sich selbst, sondern auf den Patienten bezogen. Die Aufmerksamkeit sollte sich nicht auf etwas richten, das nichts mit dem Patienten zu tun hat und sollte ganz sicher nicht von den eigenen Problemen beeinflusst sein. Gleichschwebende Aufmerksamkeit ist ein wunderbarer Ausdruck und erlaubt uns, die Aufmerksamkeit auf den Patienten zu beziehen. Meines Erachtens ist es ein Ziel, das er nicht immer erreichen konnte, vielleicht ist es heutzutage leichter zu erreichen als zu seiner Zeit. [Nach meinem Eindruck hat Freud im Grunde das mit dieser Formulierung gemeint, aber man könnte vieles ergänzen, was ich bereits im Zusammenhang mit der Frage nach dem Gebrauch der Gegenübertragung beim Geben einer Deutung gesagt habe. Ob ich die Frage zufriedenstellend beantwortet habe oder nicht, ist eine andere Sache, aber zumindest habe ich, so gut ich das konnte, meine Ansicht dazu formuliert.][8]

10. In welchem Ausmaß befürworten Sie die Einbeziehung von Gegenübertragungsgefühlen, wenn eine Deutung gegeben wird?

Mrs. Klein: Ich habe die Frage »In welchem Ausmaß befürworten Sie die Einbeziehung von Gegenübertragungsgefühlen, wenn eine Deutung gegeben wird?« bereits beantwortet, zumindest meine ich, sie schon beantwortet zu haben. Ob ich sie zufriedenstellend beantwortet habe oder nicht, ist natürlich eine ganz andere Sache, und ich fürchte, bei einigen von Ihnen habe ich das Gefühl hinterlassen, dass ich mich nicht hinreichend klar geäußert habe und dass Sie mir nicht zustimmen. Aber das macht nichts. Zumindest habe ich Ihnen meine Sichtweise dargelegt, so gut ich konnte.[9]

8 Der Absatz in eckigen Klammern fand sich weder in den Tonbandaufzeichnungen noch im ursprünglichen Transkript. Er tauchte allerdings in einer Version des Transkripts auf, das Oliver Lythe editiert hatte, vielleicht aus der Absicht heraus, deutlich zu vermitteln, was Klein nach seiner Meinung hatte sagen wollen. Vielleicht geht es mehr darum, dass Klein ihre Sichtweise darstellt und weniger darum, Freuds Auffassung zu erläutern. Sie unterstreicht, dass die Aufmerksamkeit gleichschwebend sein sollte und sich trotzdem auf den Patienten fokussieren sollte.

9 Es wirkt, als hätte Klein etwas ungeduldig reagiert, weil sie noch einmal nach der Gegenübertragung gefragt wurde.

11. Könnten Sie etwas über das subjektive Erleben des Analytikers bei einer projektiven Identifizierung sagen?

Mrs. Klein: Und hier kommt noch eine Frage: »Könnten Sie etwas über das subjektive Erleben des Analytikers bei einer projektiven Identifizierung sagen?« Auch die habe ich schon beantwortet, aber ich kann das noch etwas genauer ausführen. Das ist meines Erachtens genau der Punkt, der die Analyse von Psychotikern, insbesondere Schizophrenen, so schwierig macht, nämlich ihre gewaltsame projektive Identifizierung in den Analytiker. Eigentlich kann der Analytiker sich nur dann, wenn er eine Menge über den Vorgang der projektiven Identifizierung weiß, vor dem Gefühl bewahren, dass in ihn eingedrungen wird. Das ist dann ein Teil der Gegenübertragung.

Ja, der Patient will sich gewaltsam in den Analytiker hineindrängen, sich mit ihm vermischen und seine ganze Depression, Aggression, Gewaltsamkeit und so weiter in ihm abladen. Ich bin sicher, dass das der Grund dafür ist, dass die Analyse von Schizophrenen so anstrengend ist, selbst wenn man sich dagegen wappnen konnte. Bis zu einem gewissen Grad wird man davon beeinflusst. Es ist ja nicht so, als würde man darauf absolut nicht reagieren, man spürt, dass es passiert. Ich habe auch das Beispiel des sehr gierigen Patienten beschrieben, der einfach immer weitermacht, sodass wir die ganze Zeit das Gefühl haben, er könne nicht genug aus uns rausholen. Auch das kann dazu führen, dass wir es noch anstrengender finden.

Ich sage nicht, es sei nicht anstrengend – es ist mehr als anstrengend, womit ich meine, dass es sich wirklich auswirkt. Aber diese Wirkung kann begrenzt und viel besser unter Kontrolle gehalten werden, wenn man weiß, was projektive Identifizierung ist und dass sie zur Krankheit des Patienten gehört. Er kann nicht anders, er muss es in uns abladen, weil das wirklich sein Mechanismus ist – es ist seine Methode. Aber ich denke, je mehr der Analytiker über projektive Identifizierung weiß, desto weniger ist er in Gefahr, ihr ausgeliefert zu sein. Als man über diesen Vorgang noch wenig wusste oder ihn noch nicht verstand, war das sicher mit ein Grund, warum man dachte, Psychotiker könnten nicht analysiert werden. Es war nicht nur so, dass der Analytiker nicht wusste, was er mit dem Patienten machen sollte, sondern auch, dass er das nicht aushalten konnte. Er konnte keine positive Übertragung bekommen, weil er dauernd das Gefühl hatte, der Patient lade etwas in ihm ab und lade immer weiter ab; er wusste nicht wirklich, was da ablief oder was er damit anfangen könnte. Meines Erachtens hat erst das Wissen um die projektive Identifizierung manche Kollegen mit dem Rüstzeug ausgestattet, mit dessen Hilfe sie jetzt ganz gut in der Lage sind, Schizophrene zu analysieren. Sie wissen jetzt mehr darüber. Es ist immer noch anstrengend, aber wir können es eingrenzen und dank unseres Wissens um die projektive Identifizierung besser kontrollieren und wissen, dass es zur Krankheit des Patienten dazugehört. Er kann gar nicht anders als diese Gefühle in uns unterzubringen, weil es sein Mechanismus ist, seine Methode.

Ich persönlich finde, es hängt von uns ab, wie stark wir darauf reagieren oder ob wir uns davon überwältigt fühlen. Ich habe für mich festgestellt, dass es extrem hilfreich ist, wenn ich zwischen einem Patienten und dem nächsten fünf bis zehn Minuten Pause habe, weil der Analytiker sich in dieser Zeit re-integrieren kann. Es passieren noch andere Dinge, und das nimmt etwas von dem zurück, was ich zuvor über die Gegenübertragung gesagt habe und hilft mir, sie anders einzuschätzen.

Dabei läuft noch ein anderer Prozess ab, denn der Analytiker projiziert sich ebenfalls bis zu einem gewissen Grad in den Patienten. Das ist unvermeidlich, wenn wir ihn richtig verstehen wollen. Aber wenn dieser Prozess exzessiv ist, macht er die Analyse kaputt. Ein Analytiker, der zu viel in den Patienten projiziert, kann nicht unterscheiden, was im Patienten abläuft und was in ihm selbst vorgeht. Diese Art von Vermischung kann nicht dazu führen, dass dem Patienten geholfen wird und ist auch für den Analytiker nur von Nachteil. Ich projiziere mich selbst bis zu einem gewissen Grad in den Patienten, um herauszufinden, was in ihm vorgeht, aber das ist etwas völlig anderes, als wenn ich mich in ihn projiziere, um gierig alles aus ihm herauszuholen, was er hat, also gewissermaßen dasselbe zu tun, was er mit mir macht. Für die projektive Identifizierung gibt es viele Motive.

Deshalb finde ich es eine gute Sache, zwischen Patienten fünf oder zehn Minuten Zeit zu haben, sich umzusehen, etwas zu lesen und wieder zu sich selbst zu finden. Der Patient ist dann gewissermaßen wieder aus einem draußen und man hat sich von den Auswirkungen erholt, die er hatte, und ist bereit, sich mit dem nächsten Patienten auf denselben Prozess einzulassen.

Ob man diesen Prozess wirklich eingrenzen kann, hängt sehr von der Stabilität des Analytikers ab. Auf diesen Punkt kam es mir auch an, als ich davon sprach, die Gegenübertragung einzugrenzen. Erfahrung hilft hier sehr, weil ich nicht glaube, dass es jemanden gibt, der nicht davon überwältigt wäre, wenn sein erster oder zweiter Patient so stark von projektiver Identifizierung Gebrauch machte. Man muss sich seinen Weg suchen, ausprobieren, womit man umgehen kann; aber das ist eine alte Geschichte, dass Stabilität eine sehr wichtige Voraussetzung ist, um analysieren zu können.

Nun weiß ich nicht, ob ich meine Fragen gut beantwortet und mein Examen bestanden habe, aber ich bin offen für weitere Fragen und kritische Anmerkungen.

Dr. Gammill: Ich wüsste gern, Mrs. Klein, ob Sie finden, dass diese Mechanismen bis zu einem gewissen Grad zur Empathie gehören, also sich in den Patienten zu projizieren und zumindest eine Kostprobe von seiner oder ihrer projektiven Identifizierung abzubekommen.

Mrs. Klein: Ich denke schon. Ich denke, Empathie geschieht mithilfe der projektiven Identifizierung. Ich denke, das ist einer der Punkte, die Anna Freud erwähnt, sie spricht nicht von projektiver Identifizierung, sondern von Empathie oder Mitgefühl mit dem Patienten mithilfe von Projektion. Ich glaube, anders geht es gar nicht. Man spricht ja auch davon, »sich in die Lage des anderen hineinzuversetzen« (»to put oneself into somebody else's shoes«). Es gibt in der Sprache so viele Beispiele, die zeigen, dass man, um einen anderen Menschen zu verstehen, sich in seine Lage versetzen muss, oder zumindest einen Teil von sich. Ich will damit sagen, es gilt auch im Alltag.

Dr. Morrison: Ich frage mich, ob es dasselbe meint, wenn man sagt, man versetze sich in einen Patienten oder ob man sagt, man versetze sich in seine Lage.

Mrs. Klein: Ich denke nicht, dass es dasselbe ist, eigentlich. Ich denke, es geht darum, sich in den Patienten in dieser speziellen Lage zu versetzen.

Dr. Leigh: Dies ist nicht dasselbe wie sich seine Schuhe anzuziehen, oder? Das ist der Unterschied zwischen dem Laien und dem Analytiker. Der Laie versetzt sich wirklich in die Schuhe des anderen, und deshalb handelt er für ihn. Damit findet man nicht heraus, wie der andere handelt, sondern wird wirklich zu der anderen Person.

Mrs. Klein: Nun, damit kommen wir wieder auf das Ausmaß und die Art der projektiven Identifizierung, was immer noch ein großes Thema und weiterhin zu untersuchen ist. Der Punkt ist, in welchem Ausmaß und aus welchem Motiv heraus wird projektive Identifizierung eingesetzt; das ist enorm wichtig. Hier kommen wir auf den bekannten Fehler von Analytikern, die plötzlich im Namen ihres Patienten sehr aktiv werden, weil sie selbst der Patient geworden sind. Wie Sie sagen, sie haben sich dann dessen Schuhe angezogen, und dabei sind die Motivation und der Grad der Identifizierung so wichtig. Bis zu einem gewissen Grad, denke ich, passiert das, weil man dem Patienten helfen und ihn verstehen will, aber die Frage der Re-Integration ist extrem wichtig, sich genügend zurücknehmen zu können und zu denken: »Jetzt verstehe ich, was in dem Patienten vorgeht«, und »Nun bin ich wieder ich selbst«.

Oder wenn ich den Patienten bis zu einem gewissen Punkt in mich aufnehme, stimmt das auch. Bin ich dann völlig von dem Patienten überwältigt, verwandle ich mich in den Patienten? Das passiert bei einer starken Identifizierung und basiert ebenso sehr auf Introjektion wie auf Projektion. Bin ich gewissermaßen ganz der Patient, spricht er aus mir? Wenn es so weit gekommen ist, dann ist natürlich schon einiges ziemlich schief gelaufen.

Dr. Gammill: Dies würde bedeuten, dass der Grad der Kontrolle von überragender Bedeutung ist; hat man selbst die Kontrolle oder hat man zugelassen, kontrolliert zu werden.

Mrs. Klein: Ja. Nun würde ich sagen, auch mein Wunsch nach Kontrolle ist nicht sehr gut. Ich projiziere mich nicht in ihn, um ihn zu kontrollieren, sondern um zu sehen, was in ihm vorgeht und um ihn verstehen zu können. Es geht nicht nur um den Grad an Kontrolle, sondern die Motivation, die so wichtig ist. Wenn ich ihn kontrollieren will, weil ich so unzufrieden mit ihm als Person bin und den starken Wunsch habe, ihn zu ändern und mich deshalb in ihn reinversetze, weil ich einen netteren Menschen aus ihm machen will, dann ist mit Sicherheit etwas gewaltig schief gegangen.

Wir wissen, dass solche Techniken angewandt werden, zum Beispiel die pädagogische Technik, also Ratschläge zu erteilen oder den Patienten zu beeinflussen, all das hat damit zu tun, dass man sich selbst zu sehr in den Patienten hineinprojiziert hat, zu sehr der Patient geworden ist und nicht man selbst geblieben ist. Das Motiv sollte sein, den Patienten um seiner selbst willen zu verstehen, aber man kann das Bedürfnis nach Wissen nicht ausschließen, auch das ist in der Analyse etwas sehr Wichtiges. Jemand, der nicht neugierig darauf ist, was in der Seele eines anderen Menschen vorgeht, kann kein guter Analytiker sein. Auch das gehört zur analytischen Vorgehensweise. Freud sagte oft, er wolle nicht heilen, er wolle nur etwas herausfinden. Ich glaube nicht, dass das wirklich stimmte. Ich meine, er überbewertete das Element Neugier und sein wissenschaftliches Interesse und unterschätzte seinen Wunsch, zu helfen. In einigen seiner Fälle ist der Wunsch zu helfen spürbar.

Dr. Gammill: Im Irma-Traum ist Freud sehr beunruhigt, weil er das Gefühl hat, nicht helfen zu können.

Mrs. Klein: Wir müssen uns daran erinnern, dass es zur damaligen Zeit viel schwerer war als heute, einem Patienten zu helfen. Die Technik war noch nicht so weit entwickelt wie heute, und es fehlte auch noch viel theoretisches Wissen. Die Frage, ob ich helfen kann, führt auch zum Thema Scheitern. Natürlich macht es einem viel aus zu scheitern, wenn das Scheitern überwiegt. Wenn es nicht so überwiegt, ist man weniger entmutigt. Man akzeptiert, dass man nicht jeden heilen kann. Und deshalb ist eine erfolgreiche Analyse so ermutigend, weil sie einem das Gefühl gibt, dass Hilfe möglich ist. Deshalb ist auch Erfahrung so wichtig, weil uns klar wird, dass wir nicht omnipotent sind, man kann nicht jeden ändern, aber man kann doch ziemlich vielen helfen. Manchmal kann man sogar den allerschwierigsten Patienten helfen.

Anhang A

Liste der Patienten[1]

1. Herr B. (1. und 4. Vorlesung)

Nach einer Darstellung seiner ersten Sitzung, in der der Patient äußerte, er fürchte in der Analyse wie in einer Falle gefangen zu sein, beschreibt Klein, wie Herr B. in späteren Sitzungen wegen einer Umstellung seiner Termine auf die Begegnung mit einem anderen Patienten beunruhigt reagierte. Er wurde paranoid und glaubte, seine Analytikerin habe auf magische Weise dafür gesorgt, dass er auf dem Weg zu seiner Sitzung zwei unangenehmen Personen begegnete. Später entwickelte er Angst- und Schuldgefühle, weil er glaubte, seine Analytikerin durch seine Beschwerden über diesen anderen Patienten verletzt zu haben. In diesem Zusammenhang tauchten viele Erinnerungen an seine Kindheit, seinen Großvater und einen Metzger auf, in dessen Kühlraum er totes Fleisch gesehen hatte.

Anhand dieses Falles sollte illustriert werden, wie Verbindungen zwischen frühen Erfahrungen und der Übertragung hergestellt werden.

2. Frau A. (2. Vorlesung)

Diese Patientin entwickelte eine sehr starke positive Übertragung. Sie sagte ihrer Analytikerin, sie habe ein Kleid kaufen wollen, obwohl sie eigentlich kein neues brauchte. In einem Laden sah sie ein preiswertes Kleid, das ihr überhaupt nicht gefiel, und verließ schließlich das Geschäft mit einem teuren Kleid, weil sie

1 Der Leser sollte sich daran erinnern, dass die Namen der Patienten – Herr B. usw. – vom Herausgeber hinzugefügt wurden und nicht von Klein stammen.

dem Einfluss der Verkäuferin nicht widerstehen konnte. Die Verkäuferin hatte ihr Angst gemacht, sie stand für die Analytikerin und das preiswerte Kleid für die Analyse, von der die Patientin gehofft hatte, sie sei preiswerter als es tatsächlich der Fall war. Wegen ihrer positiven Gefühle für ihre Analytikerin hatte sie zu der Zeit Kritik, Zweifel und ihre Angst vor ihrer Analytikerin und der Analyse massiv verdrängt. Diese Gefühle äußerten sich stattdessen in ihrer Beziehung zu der Verkäuferin.

3. Frau B. (2. Vorlesung)

Eine andere Patientin hatte Streit mit einer Frau, die mörderische Rivalitätsgefühle in ihr weckte. Der Konflikt zwischen Liebe und Hass und die daraus resultierenden Angst- und Schuldgefühle, ihre Analytikerin zu zerstören, waren auf diese Frau übertragen worden. Aber diese Verschiebung auf eine Figur außerhalb der Übertragung hatte die Angst- und Schuldgefühle nicht mindern können, weil ihr unbewusst klar war, dass sie ihre Analytikerin zerstören wollte.

4. John (3. Vorlesung)

Klein erwähnte ein Spiel, das sie mit einem kindlichen Patienten, John, machte, in dem manchmal die Analytikerin und manchmal der Junge ein Löwe waren. Sie deutete, dass das Kind Angst hatte, von seiner Analytikerin aufgefressen zu werden, weil er sie selbst auffressen wollte. Sie verknüpfte diese Deutung mit Phantasien, in denen der Junge seine Mutter verschlang und früheren Wünschen, ihre Brust zu verschlingen, wenn er sich beim Stillen frustriert fühlte.

5. Herr D. (5. und 6. Vorlesung)

Wie schon Herr B., der in der zweiten und vierten Vorlesung vorgestellt wurde, reagierte auch Herr D. verstört, als er wegen einer Terminänderung bei Klein einem anderen Patienten begegnete, in diesem Beispiel einem Kind, das ihn an seine jüngere Schwester erinnerte.

Wegen der schlechten Beziehung seiner Eltern hatte er sich vernachlässigt gefühlt, weil seine Mutter ihn zum Beispiel nicht ins Internat begleitet hatte. Sein Gefühl, niemandem in der Familie trauen zu können, entwickelte sich nach der

Geburt seiner Schwester. Vieles in seinem Material führte zu Phantasien über seine Destruktivität, weil er in der Phantasie seine Objekte mit Fäzes vergiftet hatte und dann Angst bekam, selbst vergiftet zu werden. Insbesondere hatte für sein Empfinden seine Mutter sein ganzes Vertrauen in das Gute zerstört, und in der Analytikerin sah er oft seine Mutter oder sein frustrierendes Kindermädchen. Anhand dieses Falles sollte gezeigt werden, wie reale Erfahrungen, zum Beispiel die Geburt seiner Schwester, oder die Erfahrung mit der Urszene einerseits, und seine Phantasien – und insbesondere seine Schuldgefühle wegen seiner feindseligen Gefühle für seine Analytikerin – andererseits, sich wechselseitig beeinflussten.

Anhang B

Fünfte Vorlesung: Die wortwörtliche Wiedergabe der Aufzeichnungen aus dem Archiv

Einleitung

Der Abschnitt der fünften Vorlesung, in dem es um das klinische Material von Herrn D. geht, ist im Archiv in Form von Notizen vorhanden. Diese wurden editorisch überarbeitet, damit sie ähnlich gut zu lesen sind wie die anderen Vorlesungen. Es schien dann sinnvoll, auch die unbearbeitete Version vorzustellen, damit der Leser einige der inhaltsreichen Gedanken Kleins zwar nicht so kohärent, aber dafür mehr im Detail erkunden kann. Der erste Abschnitt ist derselbe wie in der weiter oben abgedruckten fünften Vorlesung. Er wird hier wiederholt, um den Kontext zum klinischen Material herzustellen.

Fünfte Vorlesung: Die Analyse der Erfahrung

Die große Bedeutung der frühen Erfahrungen für die Entstehung der Neurose war Freud von Anfang an klar. Die kathartische Methode ging von der Hypothese aus, dass schmerzliche Erfahrungen seelische Störungen verursachen, weil die mit diesen Erfahrungen einhergehenden Affekte verdrängt werden. Als Freud die wichtige Rolle der Sexualität in der Ätiologie der Neurose erkannte und die »Wunschphantasien« entdeckte, veränderte sich seine Einstellung zu Erfahrungen als einem ätiologischen Faktor. Er entdeckte, dass es eine psychische Realität gab. Diese Entdeckung unterscheidet die Psychoanalyse von allen anderen Aspekten der Geisteswissenschaften, und diese Entdeckung ist die Grundlage für alles, was später in der Psychoanalyse erarbeitet wurde. Seit dieser Zeit waren die Bedeutung der frühen Erfahrung und die Bedeutung der psychischen Realität fundamentale Prinzipien der Psychoanalyse; nur wurde die Wechselwirkung zwischen beiden Aspekten nicht immer genügend berücksichtigt.

Hinsichtlich der frühen Erfahrungen wurde in der Vergangenheit das größte Gewicht auf traumatische Erfahrungen gelegt. Es trifft zu, dass in der Psychoanalyse auch verstanden wurde, wie wichtig der kontinuierliche Einfluss durch die Umwelt war, zum Beispiel durch die Haltung der Eltern. Meines Erachtens macht Freuds Konzept des Überichs deutlich, dass die Wechselwirkung zwischen früher Erfahrung und psychischer Realität nicht genügend berücksichtigt wurde. Analytiker vom Kontinent vertraten noch bis vor wenigen Jahren die Auffassung, dass ein strenges Überich fast ausschließlich auf die Strenge der Eltern zurückzuführen sei. Diese Überbetonung des Umweltfaktors und die unzureichende Berücksichtigung intrapsychischer Prozesse bei der Entstehung eines strengen Überichs haben nach meiner Erfahrung die Entwicklung der Theorie und Technik auf unterschiedliche Weise beeinflusst und sind zum Teil auch für die Vorurteile und starken Vorbehalte gegenüber der Frühanalyse und überhaupt der Kinderanalyse verantwortlich. Einige Jahre lang haben viele Analytiker sogar behauptet, die Neurose eines Kindes sei nur auf die Neurose der Eltern und falsche Erziehungsmethoden zurückzuführen, und man müsse lediglich die Eltern analysieren oder beraten, um die Neurose eines Kindes zu heilen.

Rückblickend kann man sehen, dass in der Psychoanalyse lange der Umweltfaktor einerseits und das Phantasieleben und die intra-psychischen Prozesse andererseits behandelt wurden, als wären sie mehr oder weniger getrennte Einheiten. Sich nicht mit der Wechselwirkung zwischen beiden zu befassen hat eine große Kluft hinterlassen, die erst jetzt durch die im Lauf der etwa letzten zehn Jahre in England geleistete Arbeit ausgefüllt wird. Anscheinend konnte die ganze komplexe Interaktion zwischen den Umweltfaktoren und dem Phantasieleben des Kindes erst entdeckt und im Einzelnen herausgearbeitet werden, nachdem die tiefsten Seelenschichten zugänglich geworden waren. Erst dann wurde klarer, welchen Anteil Phantasien und die durch diese Phantasien geweckten Ängste am Leben des Kleinkindes haben.

Die hierzulande in der Frühanalyse geleistete Arbeit hat aufgezeigt, wie frühe Phantasien und Angstsituationen entstehen, und wie der Einfluss freundlich gesonnener Menschen zur Entstehung guter Imagines führt und die Angst vor bösen Imagines verringert, während der Einfluss frustrierender und bedrohlicher realer Objekte und Situationen geeignet ist, die Vorherrschaft der bösen inneren Objekte zu verstärken. Was für eine wichtige Rolle Erlebnisse und Erfahrungen von Entwicklungsbeginn an spielen, ist erst wirklich fassbar geworden, als das kindliche Phantasieleben und frühe Angstsituationen verstanden wurden. Erst auf diese Weise hat sich die Möglichkeit eröffnet, die richtige Perspektive auf beide Aspekte zu gewinnen.

Wie Sie wissen, habe ich mich in diesen Vorlesungen viel mit der ständigen Wechselwirkung zwischen realen Erfahrungen und Phantasien befasst; es ist selbstverständlich, dass jedwedes analytische Material nur diskutiert werden kann, wenn diese Interaktion berücksichtigt wird. Heute Abend möchte ich anhand klinischen Materials die Analyse realer Erfahrungen in Verbindung mit der Analyse von Phantasien vorstellen und dann einige theoretische und praktische Schlussfolgerungen ziehen.

Ein Aspekt dieser Wechselwirkung ist, dass Phantasien eine wichtige Rolle für das Entstehen realer Erfahrungen spielen. Aber wie auch immer es zu der realen Erfahrung gekommen ist, ihre Bedeutung für das Individuum wird durch die mit ihr einhergehenden Phantasien bestimmt sowie durch die Phantasien, die durch diese Erfahrung ausgelöst werden, und durch die mit diesen Phantasien verknüpften Gefühle, Ängste und Schuldgefühle.

Sollten wir die frühen Erfahrungen isoliert und unabhängig von ihrem Zusammenwirken mit Phantasien betrachten, stellte sich die Frage, was wir denn eigentlich gegen diese Erfahrungen in der Analyse tun können? Natürlich würden wir unseren Patienten unsere volle Aufmerksamkeit schenken, unser Mitgefühl und Verständnis angesichts ihrer Sorgen und Schmerzen oder sonstigen Gefühle, die mit diesen Erfahrungen verbunden waren. Wir könnten zum Beispiel nicht erwarten, dass ein Patient, der von seiner Mutter vernachlässigt oder schlecht behandelt wurde, geheilt wird, nur weil wir unser Mitgefühl oder unser Verständnis zum Ausdruck bringen oder weil wir ihm Gelegenheit geben, seine Gefühle angesichts dieser Erfahrungen auszudrücken oder abzureagieren – was natürlich alles eine gute Sache ist.

Aber wenn es uns gelingt, die Phantasien zu verstehen, die durch das lieblose Verhalten der Mutter bestätigt und verstärkt wurden, und wenn wir verstehen, in welchem Ausmaß Schuld- und Angstgefühle an den Regungen und Phantasien des Betreffenden im Zusammenhang mit diesen Erfahrungen wirksam waren, dann können wir bis zu einem gewissen Grad die verheerenden Auswirkungen dieser Erfahrungen rückgängig machen. Eigentlich klingt dies selbstverständlich, aber es ist gut, sich das in Erinnerung zu rufen, weil man geneigt sein könnte, zu sehr auf die Lieblosigkeit der Mutter zu achten und weniger auf die Phantasien, die diese Erfahrungen für den Patienten so schmerzhaft machten. In späteren Phasen der Analyse kommt es sehr häufig vor, dass Erinnerungen an eine liebevolle Mutter, die es neben der lieblosen auch gegeben hatte, auftauchen; vielleicht entdeckt man sogar, dass der Patient die Lieblosigkeit der Mutter in seiner Vorstellung durch Projektionen sehr übertrieben dargestellt hatte.

Ein weiterer, ebenfalls zu berücksichtigender Punkt ist die Frage, inwieweit ein Kind, das sich aus inneren Gründen Bestrafung und Strenge wünscht, möglicherweise die Haltung seiner Mutter ihm gegenüber beeinflusst hat. Wenn der Patient in der Analyse dahin kommt, diese Fakten zu verstehen, was in der Regel möglich ist, sobald seine Schuldgefühle nachgelassen haben, dann ist er in der Lage, die ganze Situation in einem anderen Licht zu sehen. Dann können wir feststellen, dass seine Vorwürfe und seine Bitterkeit, die seine gesamten Beziehungen zu anderen Menschen beeinflusst haben und ein weiterer Grund für sein Unglück waren, nachlassen und freundlicheren Gefühlen Platz machen.

Die Notizen

Ich möchte nun zeigen, dass durch die Analyse oft deutlich wird, dass die schreckliche Mutter gar nicht so schrecklich war, oder jedenfalls weniger schrecklich als in der Vorstellung des Patienten, und dass es auch Vertrauen und Freundlichkeit gab, für die er dankbar ist. Aber im Kontrast dazu kann die Analyse auch oft aufzeigen, wie sehr die Mutter in der Vorstellung des Patienten idealisiert und ihre Unzulänglichkeit verleugnet wurde, und kann dann auch zeigen, welche psychischen Auswirkungen ihre Unzulänglichkeit auf das Kind hatte.

Beschreibung des Patienten. Beschreibung seiner gesamten Persönlichkeit, seiner Einstellungen, Symptome und etwas von seiner Geschichte.

Andere Beispiele von Fällen – allerdings nicht mein Thema heute Abend – mit idealisierter Mutter. Im Lauf einer Analyse stößt man auf unschöne Erfahrungen, die das Kind verdrängt hat, um sich die Mutter als gute Figur zu erhalten. In diesem Fall werden phantasierte und furchterregende Vorstellungen der Mutter von der wirklichen Mutter dissoziiert. Auch hier besteht die Aufgabe der Analyse darin, diese Vorstellungen mit der Figur der tatsächlichen Mutter in Übereinstimmung zu bringen, sodass es zu einer Vereinheitlichung der Imagines kommt. Dann erscheint die Vergangenheit dem Patienten in einem zutreffenderen Licht.

Der Patient beklagte sich – Einfluss der Mutter, unglückliche Beziehung der Eltern auf seine Entwicklung.

Ihre ablehnende Haltung gegenüber allem Männlichen – nie gab es Wertschätzung des Vaters – machte ihn in jeder Hinsicht unglücklich.

Beziehung zur Psychoanalyse – unterschiedliche Frustrationen – zu geringe Beachtung, zu wenig Verständnis (ein großer Vorwurf, begleitete ihn nicht zum Internat).

Ihre prüde Einstellung zur Sexualität – Hass auf das männliche Genitale, zeigt sich auch in ihrer Einstellung zum Vater.

Für Patienten war es falsch, ein männliches Genitale zu haben. Widersprüchliche Haltung der Mutter – als Verführung erlebt. Zog ihn dem Vater und dem Bruder vor (der hübsche Junge).

Bemerkung über die sexuellen Schwierigkeiten der Eltern.

Wichtig die Geburt der Schwester. Generelle Bemerkung über solche Erfahrungen bei Kindern und Erwachsenen.

Nach diesem Ereignis veränderte sich das Leben des Patienten vollständig – die plötzliche Ankunft – Verlust der Liebe des Kindermädchens.

Besorgtes Getue um die Schwester im Kinderzimmer.

Mutter so pingelig, hatte keine Freude am Baby. Ihm wurde es nicht anvertraut.

Seine ambivalente Einstellung zur Schwester. Bringt ihr was bei und liebt sie.

Die Bedeutung ihrer Schwierigkeiten für ihn – Schuldgefühl, fühlt sich verantwortlich.

Beziehung zur Mutter.

Hatte kein Vertrauen mehr zu ihr nach der Geburt der Schwester.

Nach außen der gute Junge, innerlich abgewandt; »Gratwanderung zwischen Liebe und Hass«.

Psychologische Einsichten des Patienten. Hielt in der Analyse aber daran fest, dass die Vergangenheit nicht zu ändern sei, seine Gefühle auch nicht – Enttäuschung, Schmerz, Hass, Misstrauen und Schwierigkeiten als Ergebnis dieser Erfahrungen.

Das Kinderzimmer bestimmt über sein Leben. Wann immer ihm Unrecht geschieht, hatten es ihm für sein Gefühl die Erwachsenen angetan.

Übertragung – ich so leicht Mutter oder das frustrierende Kindermädchen.

Schwierigkeiten beim Deuten – als Anschuldigung, Misstrauen usw. erlebt.

Im Wechsel damit tiefe Einsichten.

Details über frühe Aggressionen mit schrecklicher Angst.

Träume, Hinweise, dass Fäzes und Urin giftig und gefährlich für die Schwester sind, sie verbrennen. Defäkationstraum, Mann wird erschossen.

Wieder Schwierigkeiten beim Deuten des Zusammenhangs – böse Exkremente und Beziehung zur Schwester.

Wachsendes Vertrauen – aber sehr unbeständig.

Seine Stunde gehört ihm. Ausgleich für Frustration – nie einem anderen Patienten begegnet.

Termine geändert – traf den vorigen Patienten. Kam am nächsten Tag früher, damit er ihm nicht wieder begegnet. Bemerkung des Jungen: »Oh, dieser Mann ist gekommen.« Patient versucht zu scherzen. Schweigt dann. Ausbruch von Hass und Entrüstung. Versprechen gebrochen, seine Stunde zu behalten. Ließ ihn eine Minute warten.

Alte Situation wieder aufgetaucht. Patient deutet selbst die unerwartete Ankunft seiner Schwester. Große Ängste – gleichzeitig Wissen. Hätte ich angekündigt, er könnte anderen Patienten treffen, kein Unterschied. Mein Vorschlag, zehn Minuten später, um Begegnung zu vermeiden, da Angst- und Verfolgungsgefühl unerträglich. Analyse absolut schlecht. Alle Deutungen falsch. Patient will Analyse abbrechen. Hoffnungslos, daran etwas zu ändern. (Meine Armee steht bereit, und ich halte ganz und gar zu ihr.)

An den nächsten Tagen sehr spät – kommt nur ein paar Minuten. Weigert sich, zehn Minuten zu verschieben. Das Haus ist verändert, das verlorene Kinderzimmer. Kam aber jeden Tag. Beschloss jeden Tag, nicht mehr zu kommen.

Arbeit in diesen paar Minuten – manchmal ein paar angehängt. Patient fühlt sich schuldig, weil er zu spät kommt. Vergeudet seine Zeit. Beobachten durch Reaktionen.

Meine Haltung und meine Deutungen zu seinem Zuspätkommen. Verstanden, konnte ihm nicht helfen; Deutung: beweist zum Teil, dass er mich nicht braucht. Angst, dem Kind zu begegnen. Weitere Deutung: Angst wegen seiner Aggression auf das Kind und mich. Seine Bemerkung: »Selbst wenn ich das Kind aus dem Weg räumen könnte, würde ihm das nicht mehr helfen.« »Als falle er in einen schrecklichen Brunnen voller brennendem Pech.« Legt sich in diesen kurzen Sitzungen nicht hin, wenn doch, steht er bald wieder auf. Sitzt weiter weg von mir oder steht.

Spricht davon, etwas »liege wie Gift auf seinem Gehirn«, »der Kessel in ihm, der außer Kontrolle geraten und überkochen könnte« – Verknüpfung mit früherem Material – Worten, Gedanken, entsprechen heimlichen Attacken, mit brennenden und giftigen Exkrementen. »Seine Armee steht bereit« und er an ihrer Seite.

Nach der ausführlichen Deutung der Angst, er könne heimlich das Kind und mich zerstören, schläft der Patient ein. Träumte, er hätte den falschen Namen aufgeschrieben. Es gab 2 Namen – einen von einem netten Mann (sein Einfall) – der andere unangenehm. Seine beiden Seiten.

Alptraum. Wacht auf. Fühlt sich vergiftet durch Wasser im Teich – Desinfektionsmittel in Badeteich. Sein Ohr zu. Wachs im Ohr – Angst, das Licht anzumachen. Wird vom Garten aus gesehen – unmöglich. *Zimmer erleuchtet* – kann von außen gesehen werden.

Der Traum. Raupe – verwandelt sich in große Fledermaus. Spricht vorwurfsvoll mit ihm – Vorwürfe wegen irgendetwas – Patient große Schuldgefühle. Stopfte sie in einen Topf mit Deckel, damit es aufhört. Wachte aus dem Alptraum mit dem Gefühl auf, von der Gastgeberin (Verwandte) vergiftet worden zu sein, (Ehefrau).

Einfälle. Das kleine Kind beim Frühstück unerträglich, schmiert mit dem Daumen Butter auf das Tischtuch. Assoziiert dazu das Wachs im Ohr – das Gift.

Deutung. Mutter und Schwester vergiften ihn, weil er sie vergiftet hat.

Einsicht. Alles wäre in Ordnung, wenn er es aushalten könnte, betrachtet zu werden.

Deutung des erleuchteten Zimmers, sein Inneres mit der aus Mutter und Kind gemischten Figur, die in die Mutter reingequetscht wurde.

Analyse der heimlichen Waffen zum Verbrennen. Erinnert sich an Schlafwandeln als Kind nach schlimmem Traum. Fand sich in einer Zimmerecke wieder, wollte urinieren – rannte von seinem Urinieren weg. Erinnert jetzt, in der Nacht mit dem schlimmen Traum auch zuvor uriniert.

Material, Traum – kotet draußen – seine Frau und Kinder in der Nähe. Angst und Scham. Alles wurde künstlich grün. Vergiftet. Anderer Traum mit Koten – aus früherem Material.

Fortschritte. Berufliches Vorhaben heimlich vorbereitet, erst im letzten Moment erwähnt.

Verdacht, ich bin gegen seine Aktivitäten. Würde sie wie die Mutter zerstören – er schmilzt wie Butter vor dem Feuer – der hübsche Junge (Kastration). Andere Seite – Bewunderung durch Mutter – genauso bedrohlich – bedeutet Bündnis gegen den Vater bei diesem speziellen Vorhaben (Vorsitzender), Verführung in diesem Zusammenhang.

Traum. Trifft den Jungen, Patienten, der ihn freundlich anlächelt. Signalisiert, dass er von ihm erkannt werden will.

Patient guckt zuerst weg, lächelt dann den Jungen an. Scheint, dass er meinen Vorschlag mit der Terminverschiebung erlebt hat, als traue ich ihm nicht mit dem Jungen.

Liebe zur Schwester deutlicher – bringt ihr was bei – bewundert sie.

Baby-Sprache. Übertragung – bringt mir Englisch bei, usw.

Immer mehr Material – Schuldgefühle wegen Schwester. Mit ihr sei er wie ein kleiner Teufel, sagt die Mutter. Führt zu Material über frühe sexuelle Handlungen mit ihr. Im Zusammenhang mit seinen Ängsten wegen Vergiften und gefährlichen Fäzes – in Einfällen, er selbst taucht als Löwe auf. Gefährlich für den Halter – und außerdem Einfälle. Bezieht sich auf Geschichte aus der Bibel mit Löwen und Bienen, zur selben Zeit – Einfall zu totem Löwen. Süßes kommt aus seinem Mund. Die toten Eltern (Löwen) in ihm.

Süßes ging aus von dem Starken.

Reue und Schuldgefühle wegen gefährlicher Sexualität mit Schwester wechseln mit Angst vor inneren Gefahren. Er und sein Penis sind böse, wegen seines Hasses und wegen seiner gefährlichen Objekte in seinem Inneren.

In Übertragung – sexuelle Phantasien mit mir als Mutter stärker.

Sofort Kastrationsangst.

Traum – geht zu einer Hochzeit. Vater der Braut ist krank und nicht mehr anwesend. Das Haus dunkel und leer, kahl. Einfälle nackte Arme – Braut seziert.

Nächster Traum. Fährt mit dem Zug zu Hochzeit oder Beerdigung. Verliert zwei Taschen. Verzweifelt. Hilfreicher Gepäckträger. Beschließt weiterzugehen, so wie er gerade eben angezogen ist, als würde er vielleicht irgendwann die Tasche finden.

Bezug zur Übertragung. Hoffnungsvolle Seite, die Taschen als Eltern und sein Genitale. Die eine Tasche im Lieferwagen, die andere bei ihm. Versuch, die Eltern zu trennen, außen, innen, damit es keine Hochzeit und keine Beerdigung gibt. Angst wegen des gefährlichen Geschlechtsverkehrs der Eltern deutlicher.

Bemerkungen. Patient hat keine bewusste Erinnerung, sich über Sexualität der Eltern Gedanken gemacht zu haben. Das wurde die ganze Zeit massiv verleugnet – abgewehrt.

Traum. Laute und vulgäre Frau in der Kirche beim 11-Uhr-Gottesdienst. Termin für seine Analyse bei mir. Frau B. brüllt, macht nette Person lächerlich. Einfall zu netter Person, Verwandte, die kürzlich gestorben ist.

Der Gedanke an sie amüsierte ihn, konnte ihn nicht unterdrücken. Wieder Situation, sich mit der Mutter gegen den Vater zu verbünden – ihn lächerlich machen und töten, Trauer um den Vater und Schuldgefühle – Ödipussituation.

Traum über Geschlechtsverkehr mit Frau im Teich.

Übertragung – Verzweiflung des Patienten und Wunsch, zu sterben.

Analyse der Ängste – Ödipus-Konflikt (Vater). Trauer.

Seine gefährliche Sexualität: Frau sezieren, vergiften – und die Ängste internalisieren.

Danach Fortschritte.

Traum. Der prachtvolle Kranich – schwarz und grau elegant, intelligent. Wohlerzogen, gibt ihm die Hand – und andere Figur – eine sehr idealisierte und erfolgreiche Repräsentation von ihm. Bezug zu meinem Händeschütteln. Bezug zu Kranichen in anderen Ländern, selbst in anderen Ländern sein – Afrika. Internalisiert steht für eine Version von mir, innen und außen. Bewusst freundliche und liebevolle Gefühle für mich eingeräumt.

Eigenschaften des Kranichs verknüpft mit der bewunderten Mutter.

Auf diese Einstellung immer Reaktion: Depression, Zaghaftigkeit, Verzweiflung.

Wieder Bezug (früherer Bezug, Bemerkungen) zu Masturbation, als sie für ihn in diesem Zusammenhang etwas Böses wurde.

Dazwischen große Rivalität und Feindseligkeit gegenüber Vaterfiguren.

Konkurriert wie nie zuvor.

Traum. Ein kleines Mädchen ist vergewaltigt worden. Denkt, es ist seine Schwester. Bezug zu Zeitungsausschnitt, in dem Wort »vergewaltigt« vorkam.

Ein anderer Traumteil – seine derzeitige Freundin liegt im Bett. Er würde sich gern dazulegen – ihr etwas erklären, sie anfassen. Macht er nicht, weil er denkt, ein Mann könnte unter der Decke liegen. Bezug auf ihr Haar, das schnell grau geworden ist. Bezug auf Übertragung und Mutter. Schöner Kranich war auch grau.

Wichtige Angst vor Mutter, die den gefährlichen Vater enthält.

Stärker im Vordergrund. Verschiebung des bedrohlichen Vaters auf die Mutter, die so in unangenehme Figur verwandelt wurde.

Immer nach solchen Geständnissen und Fortschritten in der Analyse werde ich ganz und gar zur verfolgenden Figur – Vater oder Mutter, Kindermädchen, das seine frühe Beziehung zur Schwester entdeckte. Oder Vater, der seine sexuelle Beziehung zur Mutter entdeckt.

Konflikte wegen Sexualität in Übertragung – Angst wegen Untreue gegenüber seiner Frau – alte Situation – entweder Mutter oder Schwester untreu.

Mehr Einzelheiten über Beziehung zur Schwester.

Erinnerung an dunklen Schrank im Kinderzimmer – groß genug da drin für ein Kind, Gefühl, als hätte sich dort etwas zwischen ihm und ihr abgespielt.

Aus weiterem Material. Erzählt mir spezielle tatsächliche Dinge, die zuvor noch nicht erwähnt wurden: Masturbationsphantasie über Großvater. Plötzliche Erkenntnis, als wäre Großvater damals gestorben – und ein Schwert wäre auf ihn heruntergefallen. Dass der Vater wirklich in keiner Weise gut war – ihn nie ermutigt und gelobt.

Traum: Er ist in Kirche und sitzt in einer Bank. Schämt sich sehr, weil er dreimal einschläft, wenn Gemeinde sich erhebt und singt. Wacht im Traum auf. Schämt sich schrecklich, weil sein Vater hinter ihm ist.

Nein, die Eltern (voller Affekt) werden wirklich immer zusammen sein. Als er zum zweiten und dritten Mal aufwacht, ist es nicht mehr so schlimm. Der ganze Traum umgekehrt.

Beobachtung des Geschlechtsverkehrs. Frühere Deckerinnerung, die Eltern beim Gebet zu sehen. Auch seine Angst, in Kirche ohnmächtig zu werden. Mehr Material über diese Beobachtung des Geschlechtsverkehrs.

Alptraum. Er ist in dunklem Wald und sieht ein paar Wilderer. 2 oder 3. Im Dunklen hinter ihm etwas wie eine Katze.

Traum. Über Giftpille. Er auch die Frau, verwandelt in den Mann, den sie enthält, den er vergiftet, dadurch wird er vergiftet – schreckliche Angstzustände in der Analyse zu der Zeit.

Der Schrecken, den ich ihm durch Deutungen gebe. Ich werde sein Tod sein.

Andere Details – die tickende Uhr in meinem Zimmer – schrecklich deutlich – Knall, wie wenn Streichholz angezündet wird. Schrecklich. Seine Kastrationsangst in diesem Zusammenhang.

Danach wieder positive Übertragung.

Traum von Auto – wird aus dem Fond katapultiert. Zwei kämpfende Leute, die eins sind. Wir fuhren auf rechter Straßenseite, aber der falschen Seite.

Traum. Von den blutigen Roten Bete. In der Nachbarschaft die nette Frau. Meine Deutung zu Leuten, die rausgeworfen werden. Vergleich mit Herodot.

Traum, (fürchterlich bedrohlich) über Häuten des Vogels. Verschiedene Figuren – Frauenfiguren – Gefühl, hätte was mit Sexualität zu tun. Bachstelze (heimisch) rundherum gehäutet. Kreuzschnäbler und der Kernbeißer. Häuten beim Geschlechtsverkehr – Objekt wie auch Penis.

Einfälle. Wie er früher Vogel gehäutet hat – sehr rotes Fleisch – Amateure setzen den ersten Schnitt vorne.

Über diesen Traum konnte er in beiden Stunden erst am Stundenende sprechen. Seine frühe Kastration durch Vater und gefährlicher Geschlechtsverkehr. – Die Grundlage für seine Vorstellung von der bösen Urszene.

Die ganze Vorstellung von Mutter durch diese frühen Phantasien beeinflusst. Immer Reaktion auf solche Träume und Phantasien. Dass Frauen böse – kastrierend. Versuche, Angst vor kastrierendem Vater auf Mutter zu verschieben, genauso wie Angst, von ihr wegen Häuten kastriert zu werden.

Zeige tatsächliche Erfahrung – Geburt der Schwester – Urszene – Bedeutung für seine Entwicklung – aber wegen seiner Phantasien und Schuldgefühle wegen feindseliger Gefühle gegenüber Schwester. Schuldgefühle und Angst wegen sexueller Beziehung zu ihr – geht alles auf seine frühen Phantasien zurück. Einfluss auf seine Vorstellung von Mutter.

Dieses Material, ein Extrakt aus sehr viel Material, das die Analyse hervorgebracht hat, soll die folgenden Punkte deutlich machen:

Dass die Beziehung des Patienten zu seiner Schwester nur im Zusammenhang mit seiner Beziehung zu seiner Mutter und zu seinem Vater verstanden werden konnte, mit der Beziehung zwischen den beiden und ihrer Beziehung zum Kind. Rivalität mit dem Vater, Kastrationsangst, hatten dazu geführt, dass das Kind seinen Hass verschoben und vom Vater auf die Mutter umgelenkt hat, hat auch seine Schuldgefühle wegen seiner Schwester stark beeinflusst. Seine feminine Position, sein Wunsch, seiner Mutter das Baby zu rauben, bevor die Schwester geboren wurde, seine Eifersucht auf seine Mutter im Zusammenhang mit seiner Schwester – weil er das Baby für sich haben wollte – ist genauso wichtig wie die aktuelle Eifersucht auf die Aufmerksamkeit und Liebe seiner Mutter für die Schwester, was der offensichtliche Grund für seinen Hass zu sein schien – vielleicht sogar noch wichtiger. Alle diese Elemente können jedoch nur im Zusammenhang mit seinen Befürchtungen wegen seiner eigenen internalisierten Objekte verstanden werden, dem bösen kastrierenden Vater, der Angst, der Mutter den guten Penis weggenommen und nur den bösen gelassen zu haben; die dauernde Angst, dass er seiner Mutter die Babys zurückgeben sollte, um sie wiederherzustellen und zu heilen. Alle diese Gefühle und Befürchtungen beeinflussen seine Beziehung zu seiner Schwester. Ich wollte Ihnen zeigen, dass die Auswirkungen dieser realen Erfahrungen nur durch die lange und geduldige Analyse seiner Befürchtungen, Phantasien und die von ihnen ausgelösten Ängste zu verstehen waren, dass aber alle diese Erfahrungen sich nur deshalb so stark auf den Patienten auswirken konnten, weil diese Phantasien und Befürchtungen seit seinen frühesten Kindheitstagen in ihm wirksam waren.

Literatur

Abraham, K. (1924). Beiträge zur Psychogenese der Melancholie. In ders. *Versuch einer Entwicklungsgeschichte der Libido auf Grund der Psychoanalyse seelischer Störungen.* In J. Cremerius (Hrsg.). (1982). *Gesammelte Schriften,* Band II (S. 32-83). Frankfurt a. M.: Fischer Taschenbuch Verlag.

Alexander, F. (1924). Metapsychologische Darstellung des Heilungsvorganges: Vortrag auf dem VIII. Internationalen Psychoanalytischen Kongreß in Salzburg, April 1924. *Internationale Zeitschrift für Psychoanalyse, 11,* 157–178.

Bion, W. R. (1959). Attacks on linking. In ders. (1967), *Second Thoughts* (S. 93-109). New York: Jason Aronson. Dt.: Angriffe auf Verbindungen. In E. Bott Spillius (Hrsg.). (2002), *Melanie Klein Heute* (S. 110-129). Band 1. 3. Aufl. Stuttgart: Klett-Cotta.

Bion, W. R. (1962). *Learning from Experience.* London (Heinemann). Dt.: Ders. (1990). *Lernen durch Erfahrung.* Frankfurt a. M.: Suhrkamp.

Bion, W. R. (1970). *Attention and Interpretation.* London: Tavistock Publications. Dt.: Ders. (2006). *Aufmerksamkeit und Deutung.* Tübingen: edition diskord.

Brenman Pick, I. (1985). Working through in the counter-transference. *Int. J. Psycho-Analysis, 66,* 157–166. Eine etwas veränderte Fassung in E. Bott Spillius (Hrsg.), *Melanie Klein Today. Volume 2. Mainly Practice.* London: Routledge. Dt.: Durcharbeiten in der Gegenübertragung. In E. Bott Spillius (Hrsg.). (1991), *Melanie Klein Heute. Band 2. Anwendungen* (S. 45-64). München und Wien: Verlag Internationale Psychoanalyse.

Britton, R. (2003). Emancipation from the super-ego (Job). In *Sex, Death and the Super-Ego.* London: Karnac. Dt.: Ders. (2006). *Sexualität, Tod und Über-Ich.* Stuttgart: Klett-Cotta.

Feldman, M. (1994). Projective identification in phantasy and enactment. *Psychoanalytic Inquiry, 14,* 423–440.

Feldman, M. (2007). The illumination of history. *International Journal of Psycho-Analysis, 88,* 609-625.

Feldman, M. (2009). *Doubt, Conviction and the Analytic Process.* London: Routledge.

Ferenczi, S. & Rank, O. (1924). *Entwicklungsziele der Psychoanalyse.* Leipzig/Wien/Zürich: Verlag Internationale Psychoanalyse.

Frank, C. (1999). *Melanie Kleins erste Kinderanalysen: die Entdeckung des Kindes als Objekt sui generis von Heilen und Forschen*. Stuttgart: frommann-holzboog.

Frank, C. (2004). Zu unpublizierten Ausführungen Melanie Kleins über die Grundhaltung bei Erwachsenenanalysen. *Zeitschr. für psychoanal. Theorie und Praxis, 19*, 289–308.

Frank, C. (2009). *Melanie Klein in Berlin. Her First Psychoanalyses of Children*. London: Routledge.

Frank, C. (2012). Wiedergutmachung – Zur Entstehung eines neuen Konzepts aus Melanie Kleins ersten Kinderanalysen. *Jahrb. der Psychoanalyse, 65*, 81–106.

Frank, C. & Weiß, H. (1996). The origins of disquieting discoveries by Melanie Klein: The possible significance of the case of »Erna«. *Int. J. Psycho-Anal., 77*, 1101–1126.

Freud, S. (1895d) (zusammen mit J. Breuer). *Studien über Hysterie. G. W. 1*, 1–238 [ohne Breuers Beiträge], *Nachtr.*, 217f., 221–310 [Breuers Beiträge].

Freud, S. (1905e [1901]). *Bruchstück einer Hysterie-Analyse. G. W. 5*, 161–286.

Freud, S. (1912e). Ratschläge für den Arzt bei der psychoanalytischen Behandlung. *G. W. 8*, 376–387.

Freud, S. (1914d). *Zur Geschichte der psychoanalytischen Bewegung. G. W. 10*, 43–114.

Freud, S. (1916d). *Einige Charaktertypen aus der psychoanalytischen Arbeit. G. W. 10*, 365–370.

Freud, S. (1916-1917). *Vorlesungen zur Einführung in die Psychoanalyse. G. W. 11*, 3–484.

Freud, S. (1920g). *Jenseits des Lustprinzips. G. W. 13*, 1–69.

Freud, S. (1921c). *Massenpsychologie und Ich-Analyse. G. W. 13*, 71–161.

Freud, S. (1923b). *Das Ich und das Es. G. W. 13*, 237–289.

Freud, S. (1924c). *Das ökonomische Problem des Masochismus. G. W. 13*, 369–383.

Freud, S. (1925d [1924]). *Selbstdarstellung. G. W. 14*, 31–96.

Freud, S. (1926d [1925]). *Hemmung, Symptom und Angst. G. W. 14*, 111–205.

Freud, S. (1937c). *Die endliche und die unendliche Analyse. G. W. 16*, 57–99.

Gammill, J. (1989). Some personal reflections on Melanie Klein. In *Melanie Klein and Object Relations, 7*, 1–15.

Heimann, P. (1950). On countertransference. *Int. J. Psycho-Anal.,31*, 81–84. Dt.: Dies. (1964). Bemerkungen zur Gegenübertragung. *Psyche, 18*(9), 483–493.

Hug-Hellmuth, H. von (1921). Zur Technik der Kinderanalyse. *Int. Z. Psychoanal., 7*, 179–197.

Joseph, B. (1981). Defence Mechanisms and phantasy in the psychological process. In M. Feldman & E. Bott Spillius (Hrsg.), *Psychic Equilibrium and Psychic Change*. London: Routledge. Dt.: Abwehrmechanismen und Phantasien im psychoanalytischen Prozeß. In dies. (1994), *Psychisches Gleichgewicht und psychische Veränderung* (S. 173–188). Stuttgart: Klett-Cotta.

Joseph, B. (1985). Transference: the total situation. In M. Feldman & E. Bott Spillius (Hrsg.), *Psychic Equilibrium and Psychic Change*. London: Routledge. Dt.: Übertragung – Die Gesamtsituation. In dies. (1994), *Psychisches Gleichgewicht und psychische Veränderung* (S. 231–248). Stuttgart: Klett-Cotta,.

Joseph, B. (1987). Projective Identification: clinical aspects. In J. Sandler (Hrsg.). (1988), Projection, Identification, Projective Identification (S. 65–76). London: Karnac. Dt.: Projektive Identifizierung – Klinische Aspekte. In E. Bott Spillius (Hrsg.) (2002), Melanie Klein Heute (S. 174–190), Band 1. 3. Aufl. Stuttgart: Klett-Cotta.

Joseph, B. (1989). *Psychic Equilibrium and Psychic Change*. In M. Feldman & E. Bott Spillius. (Hrsg.). London: Routledge. Dt.: Joseph, B. (1994). *Psychisches Gleichgewicht und psychische Veränderung*. Stuttgart: Klett-Cotta.

Joseph, B. (2003). Ethics and Enactment. *Psycho-Anal. in Europe, 57*, 147–153. Dt.: Ethik und Enactment. *EPF-Bulletin, 57*, 168–175.

King, P. & Steiner, R. (1991). *The Freud-Klein-Controversies 1941–45*. London: Routledge. Dt.: Dies. (2000). *Die Freud/Klein-Kontroversen 1941–1945*. Stuttgart: Klett-Cotta.

Klein, M. (1929). Die Rollenbildung im Kinderspiel. *Int. Zeitschrift für Psychoanalyse, 15*, 171–182. Auch in R. Cycon (Hrsg.) (1995), *Gesammelte Schriften* (S. 313–328). Band I. Stuttgart: frommann-holzboog.

Klein, M. (1932). Die Technik der Frühanalyse. In *Die Psychoanalyse des Kindes*. Wien: Intern. Psychoanal. Verlag. Auch in R. Cycon (Hrsg.). (1997), *Gesammelte Schriften* (S. 32–55). Band II. Stuttgart: frommann-holzboog.

Klein, M. (1946). Notes on some schizoid mechanisms. In R. Money-Kyrle, B. Joseph, E. O'Shaughnessy & H. Segal (Hrsg.) (1975), *The Writings of Melanie Klein*. Band III. London: Hogarth Press. Dt.: Bemerkungen über einige schizoide Mechanismen. In R. Cycon (Hrsg.). (2000), *Gesammelte Schriften* (S. 7–41). Band III. Stuttgart: frommann-holzboog.

Klein, M. (1952). The Origins of transference. In R. Money-Kyrle, B. Joseph, E. O'Shaughnessy & H. Segal (Hrsg.) (1975), *The Writings of Melanie Klein*. Band III. London: Hogarth Press. Dt.: Die Ursprünge der Übertragung. In R. Cycon (Hrsg.). (2000), *Gesammelte Schriften* (S. 81–96). Band III. Stuttgart: frommann-holzboog.

Klein, M. (1955). The psycho-analytic play technique: Its history and significance. In R. Money-Kyrle, B. Joseph, E. O'Shaughnessy & H. Segal (Hrsg.). (1975), *The Writings of Melanie Klein*. Band III. London: Hogarth Press. Dt.: Dies. (1959). Die psychoanalytische Spieltechnik: Ihre Geschichte und Bedeutung. In *Psyche – Z Psychoanal., 12*. Auch in R. Cycon (2000),*Gesammelte Schriften* (S. 201–228). Band III. Stuttgart: frommann-holzboog.

Klein, M. (1957). Envy and gratitude. In R. Money-Kyrle, B. Joseph, E. O'Shaughnessy & H. Segal (Hrsg.) (1975), *The Writings of Melanie Klein*. Band III. London: Hogarth Press. Dt.: Neid und Dankbarkeit. Eine Untersuchung unbewußter Quellen. In R. Cycon (Hrsg.). (2000), *Gesammelte Schriften* (S. 279–368). Band III. Stuttgart: frommann-holzboog..

Klein, M. (1958). On the development of mental functioning. In R. Money-Kyrle, B. Joseph, E. O'Shaughnessy & H. Segal (Hrsg.). (1975), *The Writings of Melanie Klein*. Band III. London: Hogarth Press. Dt.: Dies. Zur Entwicklung psychischen Funktionierens. In R. Cycon (Hrsg.). (2000). *Gesammelte Schriften* (S. 369–386). Band III. Stuttgart: frommann-holzboog.

Klein, M. (1961). *The Narrative of a Child Analysis*. In R. Money-Kyrle, B. Joseph, E. O'Shaughnessy & H. Segal (Hrsg.). (1975), *The Writings of Melanie Klein*. Band IV. London: Hogarth Press. Dt.: *Darstellung einer Kinderanalyse*. In R. Cycon (Hrsg.). (2001), *Gesammelte Schriften*. Band IV. Stuttgart: frommann-holzboog.

Milton, J. (2015). Personal communication.

O'Shaugnessy, E. (1999). Relating to the super-ego. *Int. J. Psycho-Anal., 80*, 861–870. Dt.: Die Beziehung zum Über-Ich. *Jahrbuch der Psychoanalyse, 41*, 112–134.

Rosenfeld, H. (1971). Contributions to the psychopathology of psychotic states: The importance of projective identification in the ego structure and object relations of the psychotic patient. In E. Bott Spillius (Hrsg.) (1988), *Melanie Klein Today*. Band 1. London: Routledge. Dt.: Zur Psychopathologie psychotischer Zustände: Die Bedeutung der projektiven Identifizierung für die Ich-Struktur und die Objektbeziehungen des psychotischen Patienten. In E. Bott Spillius (Hrsg.) (2002), *Melanie Klein Heute* (S. 148–173). Band 1. 3. Aufl. Stuttgart: Klett-Cotta.

Sandler, J. (1976). Counter-transference and role-responsiveness. *Int. Rev. Psycho-Anal., 3,* 43–47. Dt.: Gegenübertragung und Bereitschaft zur Rollenübernahme. *Psyche Z – Psychoanal., 30,* 297–305.

Schafer, R. (1994). Commentary: Traditional Freudian and Kleinian Freudian analysis. *Psychoanal. Inquiry, 14,* 462–475.

Schafer, R. (1997). *The Contemporary Kleinians of London.* New York: Int. Univ. Press.

Sedlac, V. (2015). The development of the psychoanalyst – the role of the normal super-ego. *Bull. Brit. Psychoanal. Society, 51*(1), 3–14.

Segal, H. (1964). *Introduction to the Work of Melanie Klein.* London: Hogarth. Dt.: Dies. (2003). *Melanie Klein. Eine Einführung in ihr Werk.* Tübingen: edition diskord.

Segal, H. (1967). Melanie Klein's technique. In B. B. Wolman (Hrsg.) (1981), *Psychoanalytic Techniques* (S. 17–43). New York: Basic Books. Auch in dies. (1981), *The Work of Hanna Segal* (S. 3–24) New York: Aronson. Dt.: Segal, H. (1992). Melanie Kleins Technik. In dies., *Wahnvorstellung und künstlerische Kreativität* (S. 17–43). Stuttgart: Klett-Cotta.

Sharpe, E. F. (1930–31). Papers on technique. Int. J. Psycho-Anal. Reprinted in *Collected Papers.* London: Hogarth. Also reprinted in M. Whelan (Hrsg.). (2000). *Mistress of her Own Thoughts: Ella Freeman Sharpe and the Practice of Psychoanalysis* (S. 41–133) London: Rebus Press.

Spillius, E. Bott (Hrsg..). (1988). *Melanie Klein Today, vol. 2. Mainly Practice.* London: Routledge. Dt.: E. Bott Spillius (Hrsg.) (2002). *Melanie Klein Heute, Band 2. Anwendungen.* 3. Aufl. Stuttgart: Klett-Cotta..

Spillius, E. Bott (1994). Developments in Kleinian thoughts: Overview and personal view. *Psychoanal. Inquiry, 14*(3), 324–364.

Spillius, E. Bott (2004). Melanie Klein revisited, her unpublished thoughts on technique. *Scientific Bull. Brit. Psychoanal. Society, 40*(4), 13–28.

Spillius, E. Bott (2007). *Encounters with Melanie Klein. Selected Papers of Elizabeth Spillius.* London: Routledge.

Spillius, E. Bott, Milton, J., Garvey, P., Couve, C. & Steiner, D. (Hrsg.). (2011). *The New Dictionary of Kleinian Thought.* London: Routledge.

Steiner, J. (2000). Containment, enactment and communication. *Int. J. Psycho-Anal., 81,* 245–255. Dt.: Ders. (2014). Containment, Enactment und Kommunikation. In H. Weiß & C. Frank (Hrsg.), *Seelische Rückzugsorte verlassen* (S. 55–73). Stuttgart: Klett-Cotta..

Steiner, J. (2011). Helplessness and the exercise of power in the analytic session. *Int. J. Psycho-Anal., 92,* 135–147. Dt.: Ders. (2014). Hilflosigkeit und Machtausübung in der analytischen Sitzung. In H. Weiß & C. Frank (Hrsg.), *Seelische Rückzugsorte verlassen* (S. 12–30). Stuttgart: Klett-Cotta.

Strachey, J. (1935 [1934]). The nature of the therapeutic action of psychoanalysis. *Int. J. Psycho-Anal., 15,* 127–159. Dt.: Die Grundlagen der therapeutischen Wirkung der Psychoanalyse. *Intern. Zeitschrift für Psychoanalyse 1935, 21,* 486–516.

Weber, M. (1922). *Wirtschaft und Gesellschaft. 3. Abteilung des Grundrisses der Sozialökonomik.* Tübingen: Mohr.

Register

D

E

F

G

H

N

O

P

R

S

V

W

Förderverein zur Verbreitung fremdsprachiger psychoanalytischer Literatur

www.fvpl.de

Ein großer Teil der psychoanalytischen Literatur wird nicht in deutscher Sprache verfasst. Ungemein wichtige psychoanalytische Werke, die in englisch, französisch, spanisch oder anderen Sprachen erscheinen, werden auch nicht ins Deutsche übersetzt. So bleiben den Interessenten, die nicht mehrere Sprachen sprechen, wichtige Teile der psychoanalytischen Weltliteratur verschlossen. Natürlich gibt es auch wichtige Bücher, die übersetzt wurden. Wenn man jedoch die Entwicklung der letzten Jahre verfolgt, stellt man fest, dass es zunehmend schwieriger wird, Verlage zu finden, die bereit sind, die Risiken zu tragen und den Aufwand zu leisten, der mit einer deutschen Ausgabe solcher Werke verbunden ist.

Bereits heute ist es so, dass eine ganze Reihe von wichtigen Büchern im Deutschen gar nicht hätten erscheinen können, hätten nicht Stiftungen oder/und andere öffentliche oder private Förderer die Übersetzung oder den Ankauf von Lizenzen unterstützt.

Diese Tendenzen werden sich in Zukunft sicherlich verstärken, da die wirtschaftliche Situation der Verlage diese dazu zwingt, immer schärfer zu kalkulieren und verlegerische Risiken weiter zu minimieren. Wenn man bedenkt, dass die meisten psychoanalytischen Titel keine sehr hohen Auflagen erreichen, wird das hier angesprochene Problem noch deutlicher.

Um diesem Trend etwas entgegen zu setzen und auf diese Weise die Verbreitung fremdsprachiger psychoanalytischer Literatur zu fördern, hat sich ein Verein gegründet, der sich das Ziel gesetzt hat, die Möglichkeiten zur Verbreitung fremdsprachiger psychoanalytischer Literatur zu verbessern. Der Verein hat sich zum Ziel gesetzt, die Herausgabe von wichtigen psychoanalytischen Werken, die bislang nicht in deutscher Übersetzung vorliegen, dem deutschsprachigen Publikum zugängig zu machen. Er möchte dazu beitragen, dass das Erscheinen solcher Bücher nicht ausschließlich von den Notwendigkeiten des Marktes bestimmt wird, also von Verkaufszahlen, sondern, das inhaltliche, wissenschaftliche Kriterien dabei stärker berücksichtigt werden können. Nach solchen Kriterien werden Bücher ausgewählt, deren Herausgabe in deutscher Sprache gefördert wird. Wenn die Übersetzung der Titel in die deutsche Sprache oder der Ankauf von Lizenzen durch den Verein unterstützt wird, ist es auch leichter, Verlage zu gewinnen, die unter diesen Bedingungen bereit sind, das Buch auf den Markt zu bringen. Die dafür nötigen Mittel will der Verein aus Beiträgen und Spenden beschaffen. Der Verein ist vom Finanzamt Gießen als gemeinnützig und damit steuerbegünstigt anerkannt worden. Alle, die an der Psychoanalyse und an der Förderung fremdsprachiger psychoanalytischer Literatur interessiert sind, sind aufgerufen, sich durch einen Beitritt in den Verein oder durch eine Spende an dem Projekt zu beteiligen. Wir hoffen, auf diese Weise dazu beizutragen, der internationalen Bedeutung der Psychoanalyse in Deutschland mehr Präsenz zu geben, und nicht zuletzt, es den vielen, die sich für Psychoanalyse interessieren, zu erleichtern, auf internationaler Ebene informiert zu bleiben.

Beitrittsgesuche und Anfragen an den Vorsitzenden des Vereins,
Herrn Dr. med. Bernhard F. Hensel, Löberstr. 20, 35390 Gießen
Tel. 06 41-7 38 86, Fax 06 41-9 71 95 09, E-Mail: dr.b.f.hensel@t-online.de
Bankverbindung: Sparkasse Gießen, BLZ 513 500 25, Kto.-Nr. 225021609
www.fvpl.de

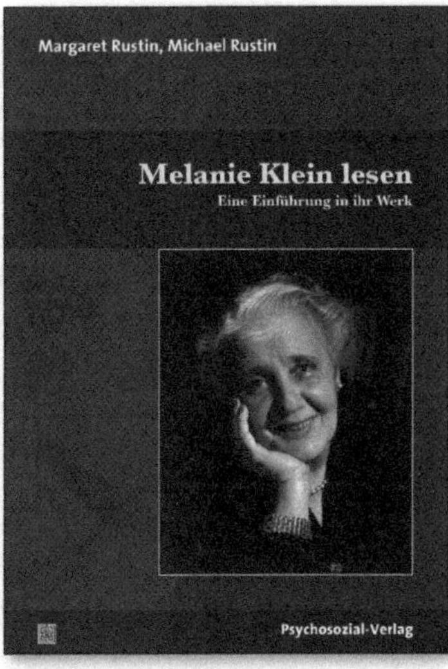
Margaret Rustin, Michael Rustin
Melanie Klein lesen
Eine Einführung in ihr Werk
Psychosozial-Verlag